Anna Liepelt

„Honigsüßes Hindurchfließen“ oder wie Flora Diabetes bekam

„Honigsüßes Hindurchfließen“
oder wie Flora Diabetes bekam

von Anna Liepelt

Ein Buch aus dem WAGNER VERLAG

Umschlaggestaltung: www.boehm-design.de

1. Auflage
ISBN 978-3-86683-211-4

Bibliografische Information der Deutschen Bibliothek
Die Deutsche Bibliothek verzeichnet diese Publikation in der Deutschen Nationalbibliografie; detaillierte bibliografische Daten sind im Internet über http://dnb.ddb.de abrufbar.

Anna Liepelt

„Honigsüßes Hindurchfließen“ oder wie Flora Diabetes bekam

unter Mitarbeit von

Ute Abeska
Gisela Conrad
Monika Liepelt
Dr. med. Regina Rottland

Regensburg 2007

Vorwort der Eltern

Unsere Tochter Anna hat Diabetes Typ 1. Diese Nachricht war im März 2006 für uns alle zunächst ein Schock. Heute, fast ein Jahr nach dieser Diagnose, haben wir als Eltern, Anna selbst und auch ihre jüngere Schwester Lisa gelernt damit zu leben. Dieses Buch, Annas Buch, das seither entstanden ist, hat uns allen dabei geholfen.

Schon Wochen bevor der Diabetes bei Anna ausbrach, machten wir als Eltern uns große Sorgen um sie, weil sie ständig müde und erschöpft war. An dem Morgen, an dem ihr Stoffwechsel dann endgültig entgleiste, sah Anna irgendwie richtig „durchsichtig“ aus. Wir gingen mit ihr zu unserem Hausarzt und dank seiner Achtsamkeit wurde schnell klar, dass Anna sofort in die Klinik musste …
Die nächsten Wochen nach der Diagnose erlebten wir alle wie in Trance. Wir empfanden tiefe Traurigkeit darüber, dass sich Anna in Zukunft durch das Spritzen von Insulin ständig selbst würde wehtun müssen, dass der Diabetes sie ein Leben lang begleiten würde und dass sie keinen Tag Ruhe und Erholung von den Spritzen haben würde. Dies bedeutete für uns Abschied zu nehmen von der Unversehrtheit ihres Körpers.

Anna sagte dann: „Ich möchte kein Mitleid, sonst fühle ich mich nur krank. Ich bin aber gesund. Mein Körper produziert nur kein Insulin mehr!“ Dankbar, dass Anna ihre Krankheit so positiv sah, versuchten auch wir unsere Sichtweise zu ändern und sagten uns: Gut, dass der medizinische Fortschritt uns ein Leben mit unserer Tochter ermöglicht.

Annas Großvater sagte immer auf gut Bayrisch: „Da wo ma rein g'worfn wird, des schafft ma a.“ Diese positive Einstellung hilft uns, das Leben mit Annas Diabetes mit allen seinen Höhen und Tiefen zu meistern. Durch dieses Buch wollen wir allen Eltern mit Kindern, die ebenfalls ein besonderes Schicksal auferlegt bekommen haben, Kraft und Zuversicht wünschen. Sie sollen wissen, dass sie nicht allein sind.

Monika Liepelt und Ulrich Gauterin
Regensburg im Februar 2007

Vorwort einer Regensburger Künstlerin

Das Leben ist schön – das Leben ist grausam!
Ein Kind – Anna – wird mit der Tatsache konfrontiert anders zu sein, als die anderen Kinder! Ihr Körper, der bis dahin problemlos funktionierte: beim Hüpfen und Toben, beim Fangen oder Ballspielen – plötzlich streikt er!

Diesen Schock zu ertragen, das Anderssein zu akzeptieren – das hat Anna mit Hilfe des Malens zu verarbeiten versucht. Beim Malen, im Kreativsein, im Offenlegen der Gefühle von Verlust, Trauer und Angst hat sie vermutlich eine Kraft entdeckt, die stark machen kann. Die Ängste bleiben nicht innen in der Seele verschlossen, sie drängen nach außen, aufs Papier, sie sind „ausgedrückt"!

Mit Hilfe ihrer Mutter hat Anna das Glück gehabt, ihre Erfahrungen zum Bild werden zu lassen, sie umzusetzen, sich zu erleichtern und uns, Betrachterinnen und Betrachter, zum Nachdenken zu bringen. Jetzt ist aus dem Ganzen ein Buch geworden, das sich auch an andere Kinder und Erwachsene, überhaupt an die Öffentlichkeit wendet. Das ist auch für Anna und ihre Familie ein großer Schritt. Doch indem Anna ihre Erfahrungen für sich selbst zu sprechenden Bildern gemacht hat, kann sie auch anderen als gutes Beispiel vorangehen.

Mut, Kraft und Disziplin wird Anna auch in Zukunft brauchen. Ich wünsche ihr, dass sie die Möglichkeit kreativ zu sein, nie vergisst! Dass die Freiheit, sich malend, sich bildnerisch auszudrücken, ihr weiterhin als Weg offen steht. Und die Freude, das Staunen über das „Bild Gewordene" ihr erhalten bleibt.

Es wird uns etwas genommen (körperliche Unversehrtheit) –
und wir gewinnen etwas Neues (Kreativität).

Gisela Conrad

Es war einmal ein fröhliches Mädchen,
das hieß Flora.

Sie hatte einen Schutzengel mit dem Namen
Balsamica.

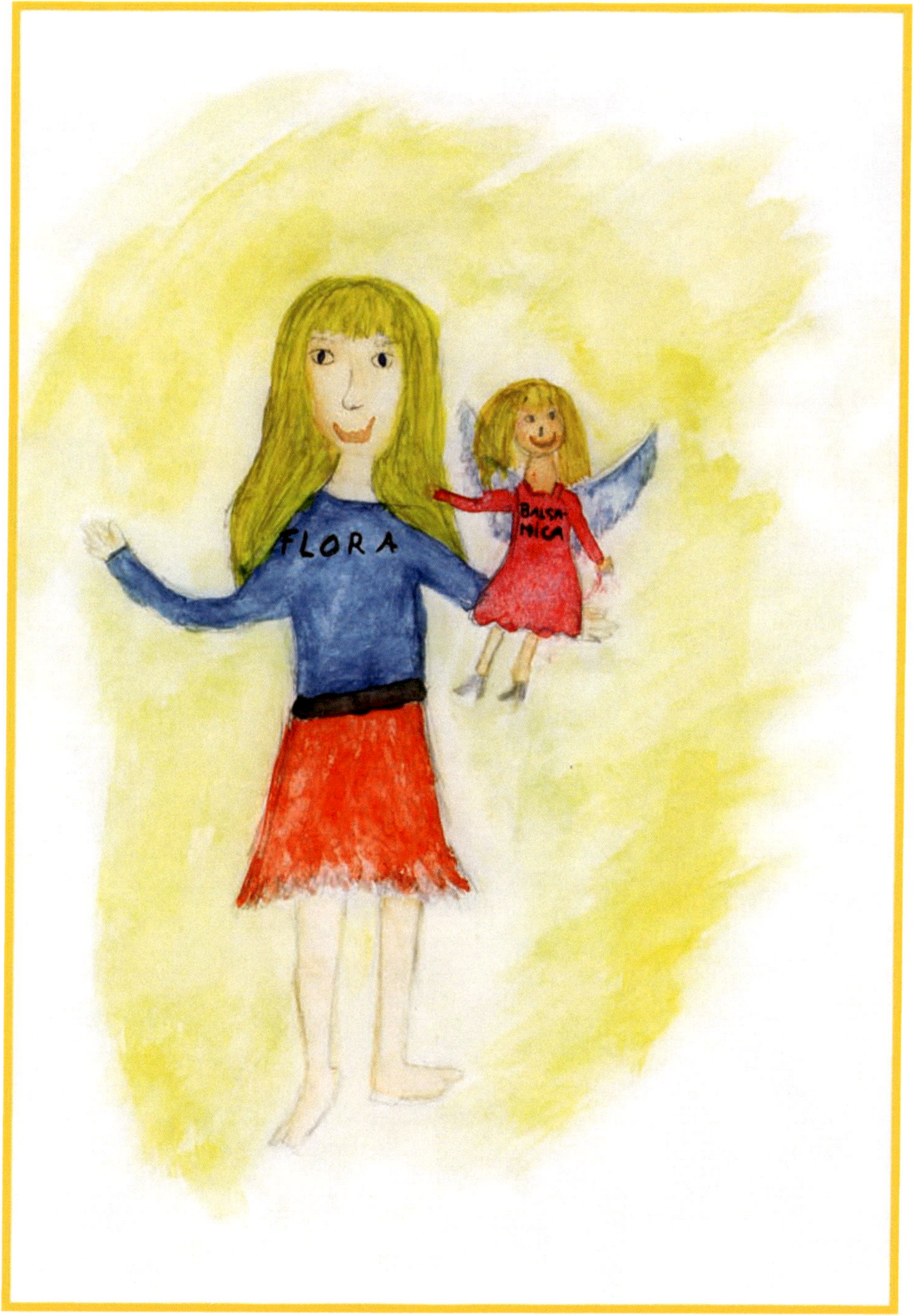
FLORA
BALSA-
MICA

Flora sprang gerne über blühende Wiesen ...

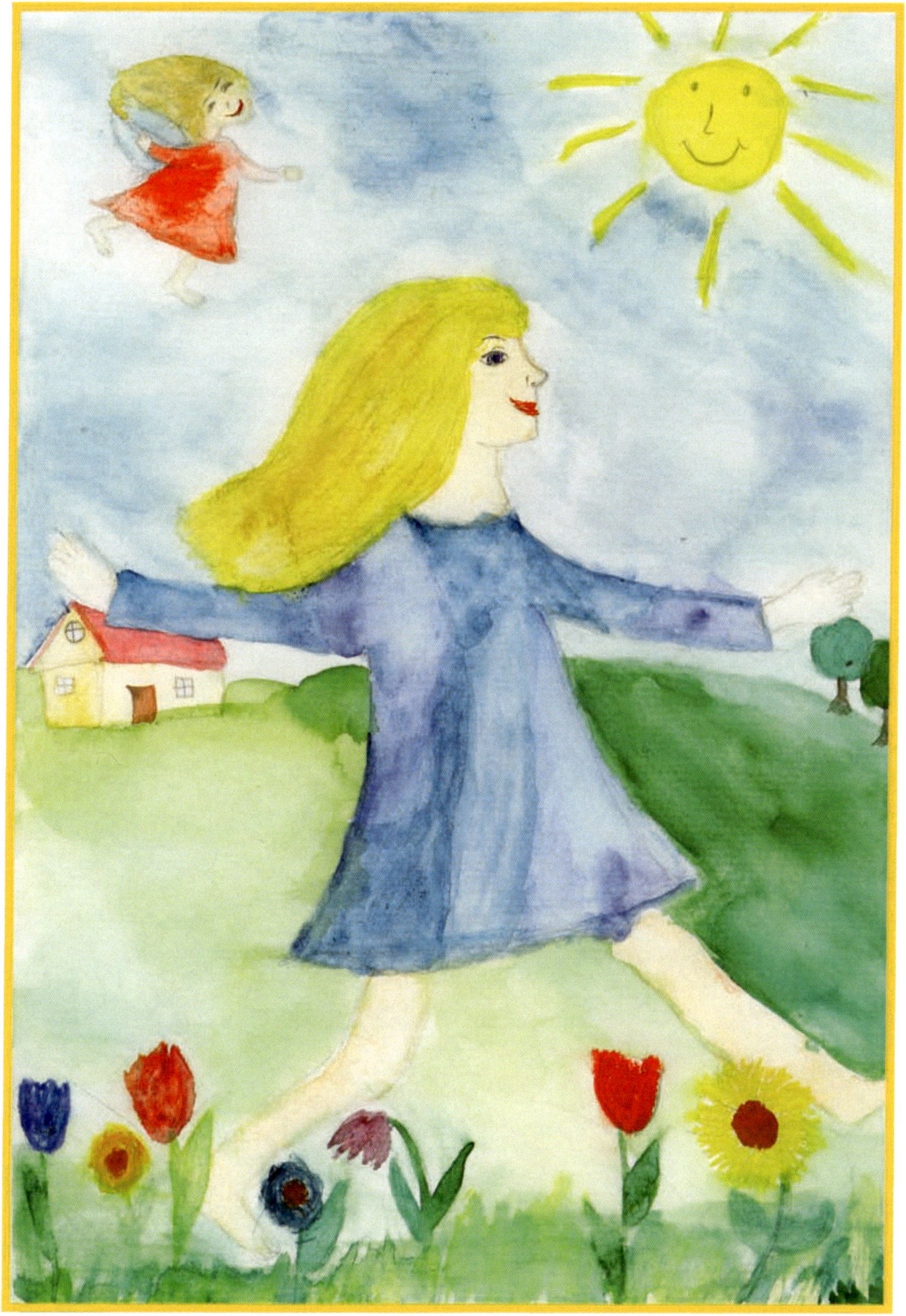

… bestaunte die Tiere …

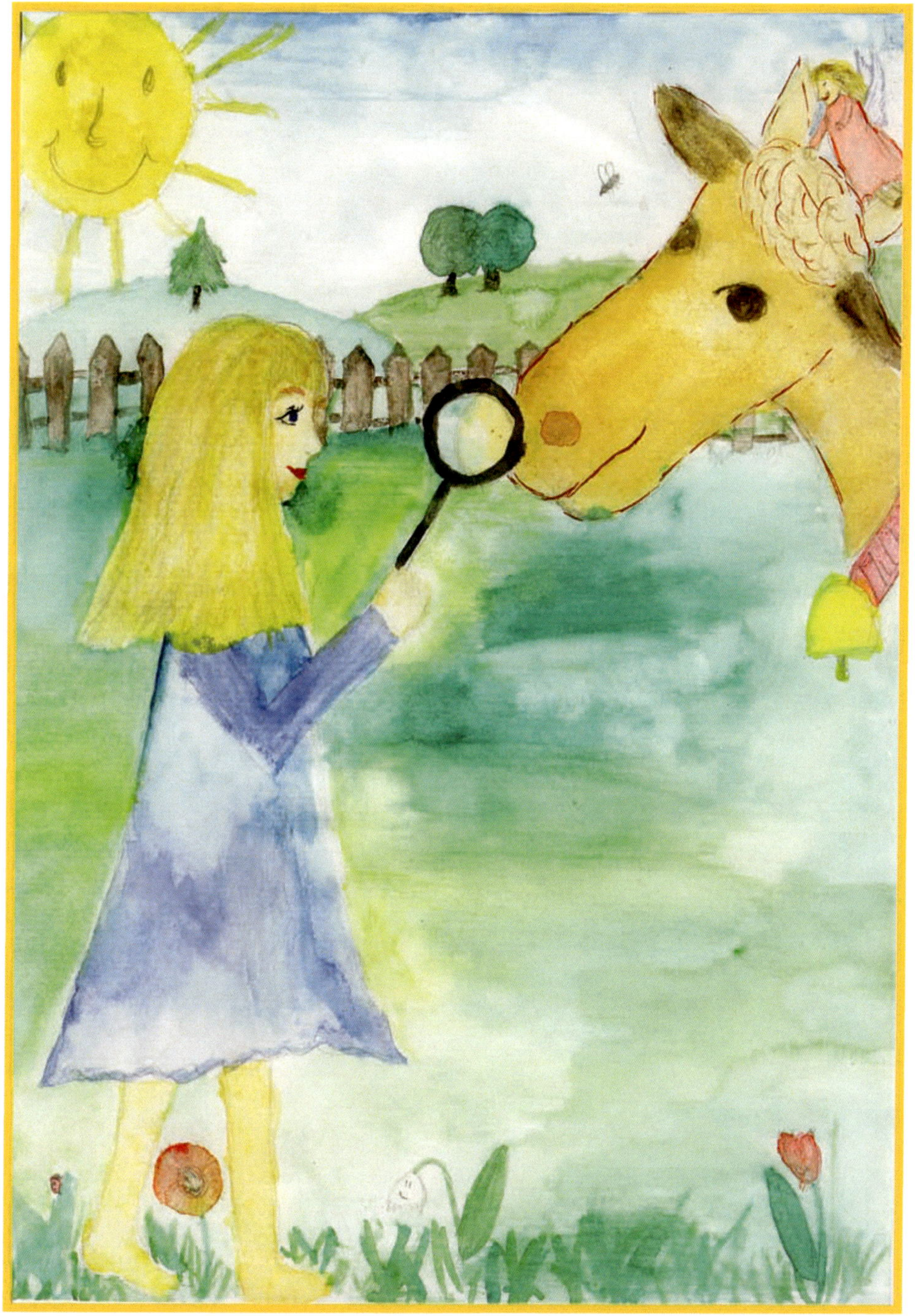

… liebte ihre Freundinnen …

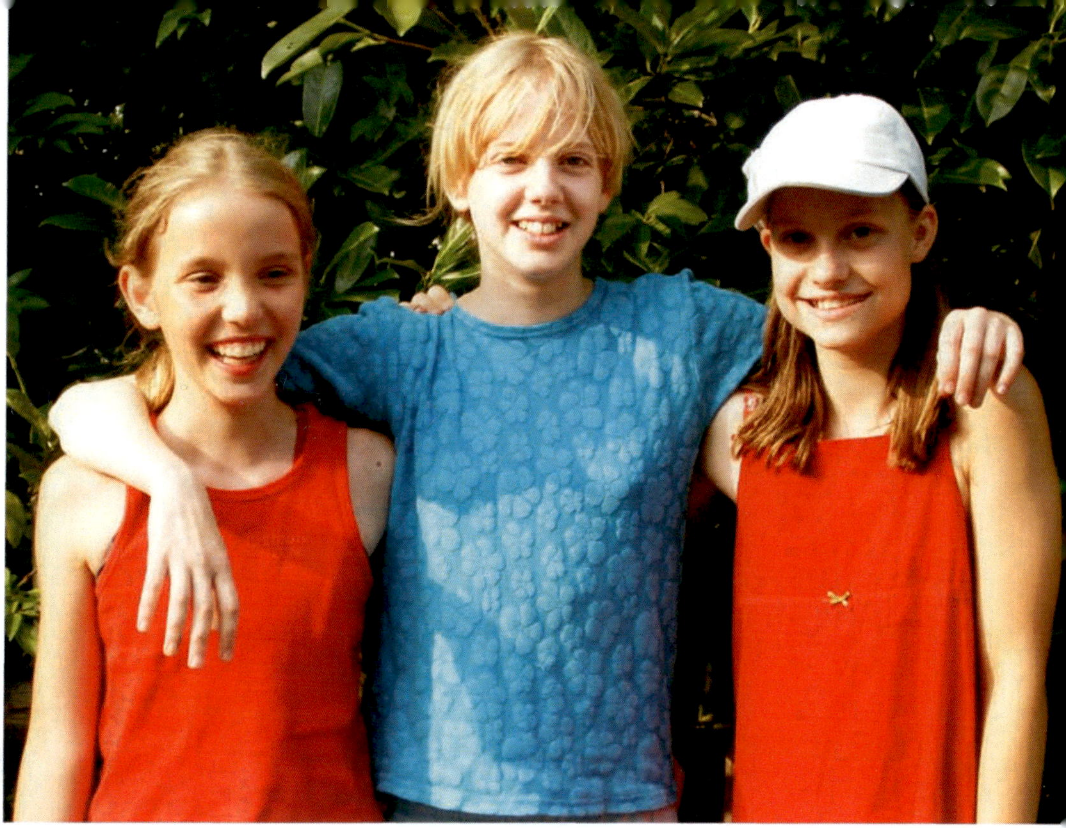

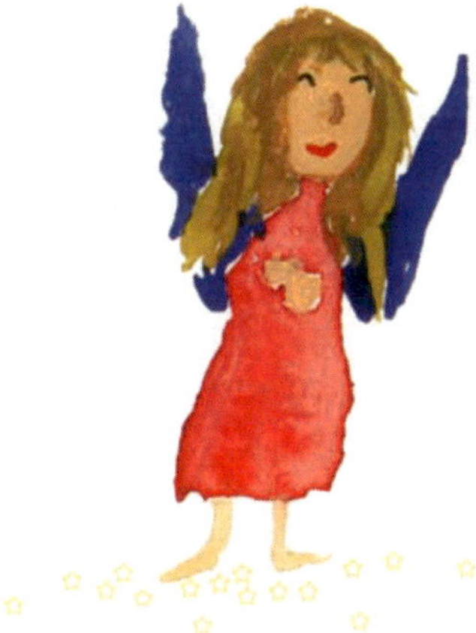

… aß gerne Gnocchi „Mamma Rosa“…
… und Eis …

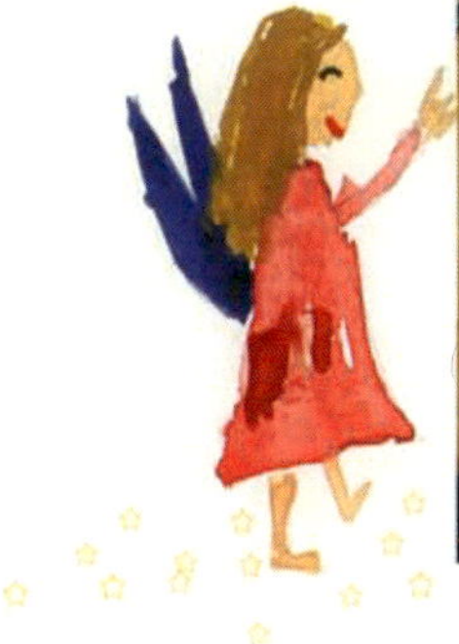

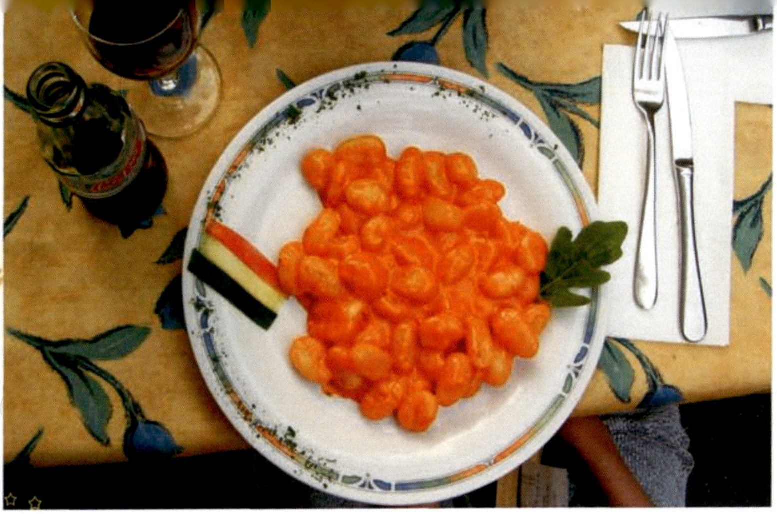

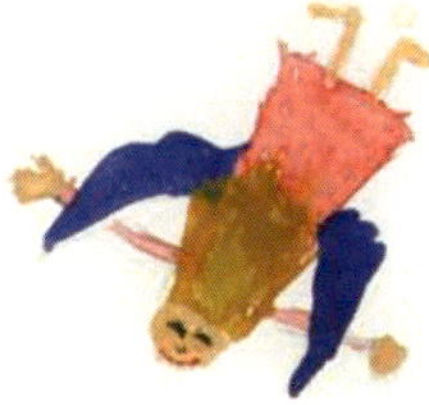

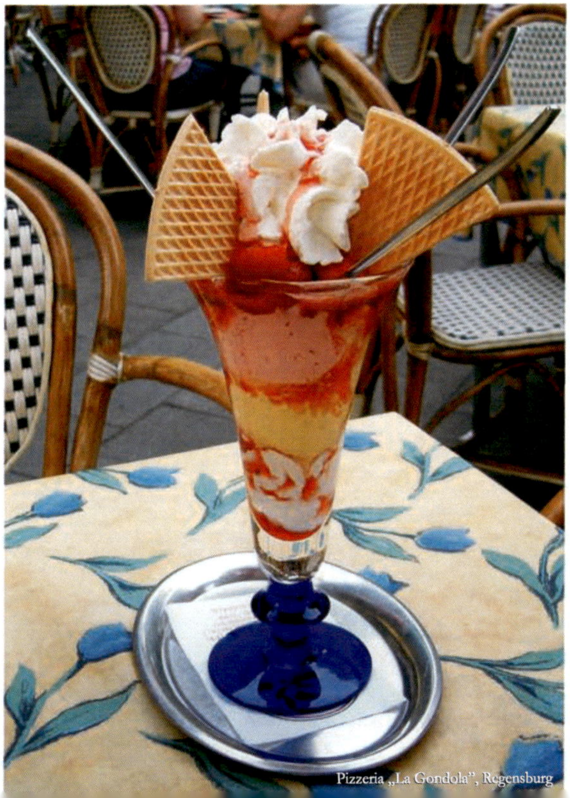

Pizzeria „La Gondola", Regensburg

… spielte gerne mit Magnettieren …

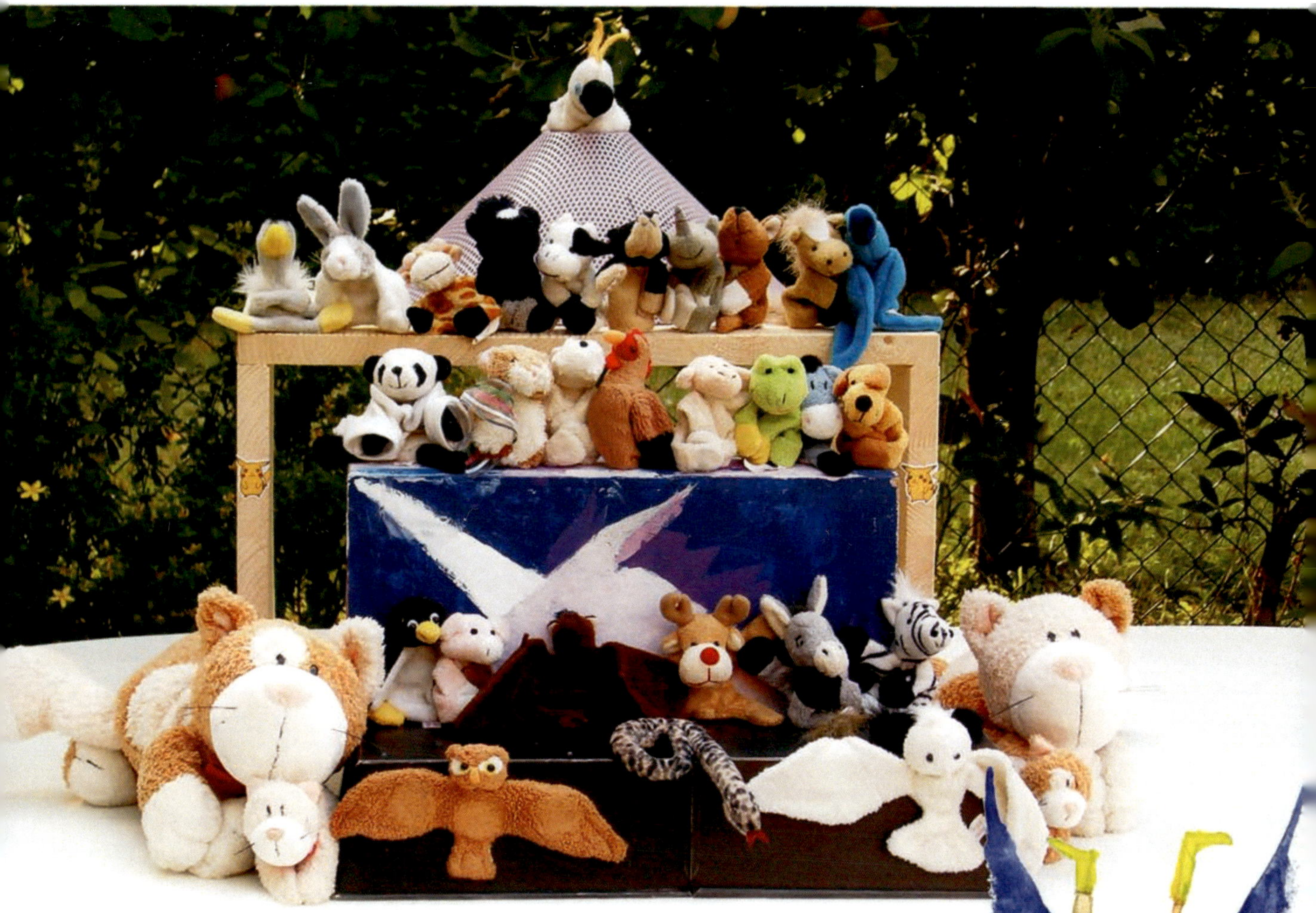

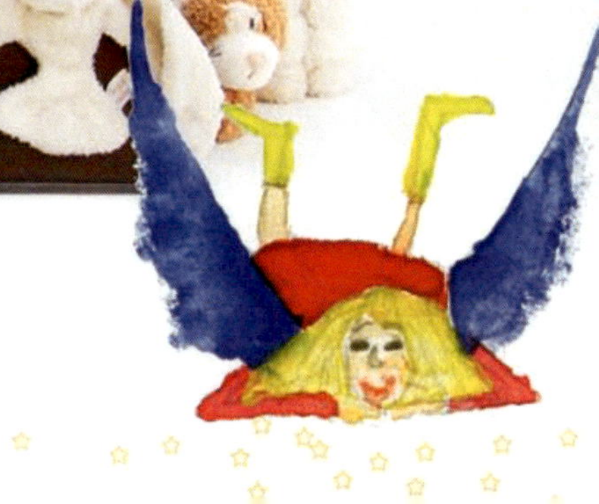

… und hörte für ihr Leben gern
Musik von den „Wise Guys“.

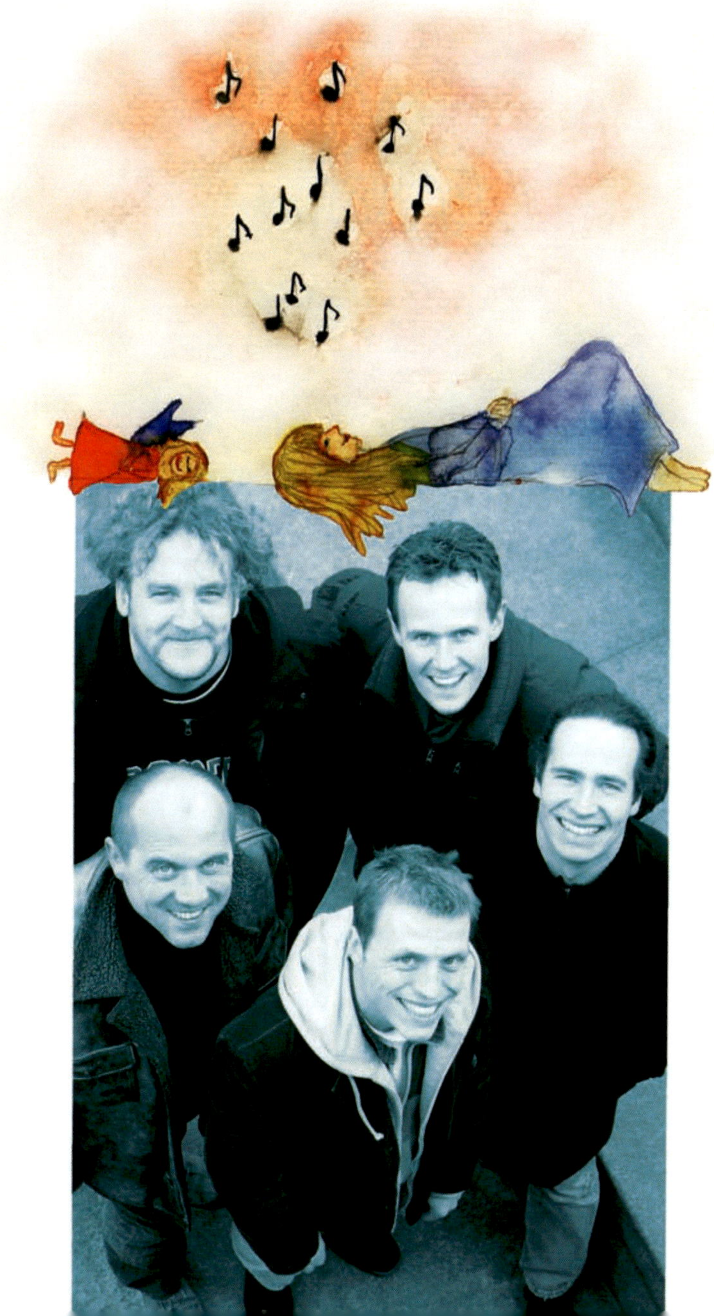

Eines Tages spielte Flora
in ihrem sonnendurchfluteten Garten
und spürte einen großen Durst.

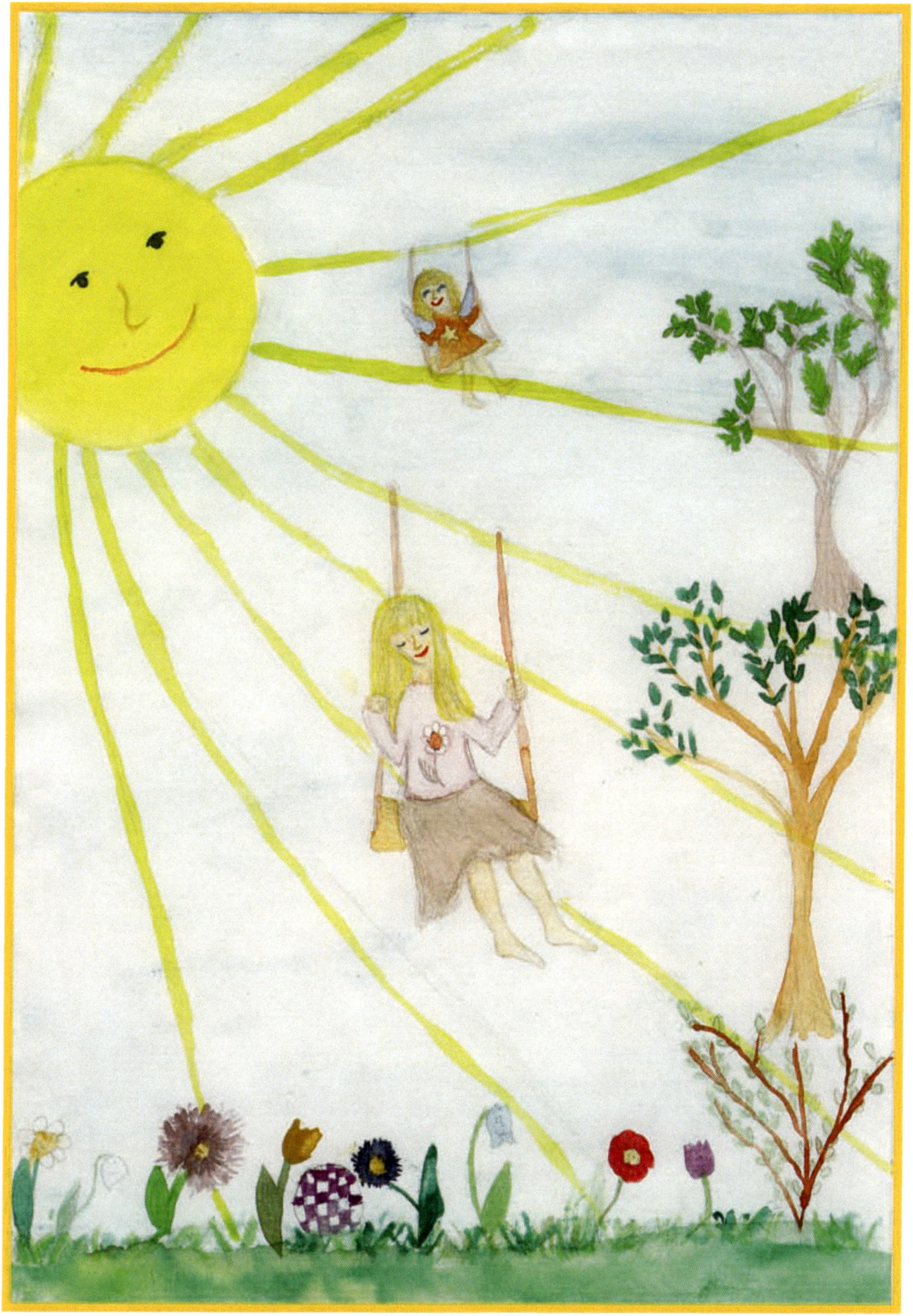

Flora rannte ganz schnell zum Kühlschrank.
Sie trank mindestens
viereinhalb Gläser Apfelsaftschorle
drei Gläser Orangensaft
und zweieinviertel Gläser Traubensaft.

Aber es half nichts gegen ihren Durst.

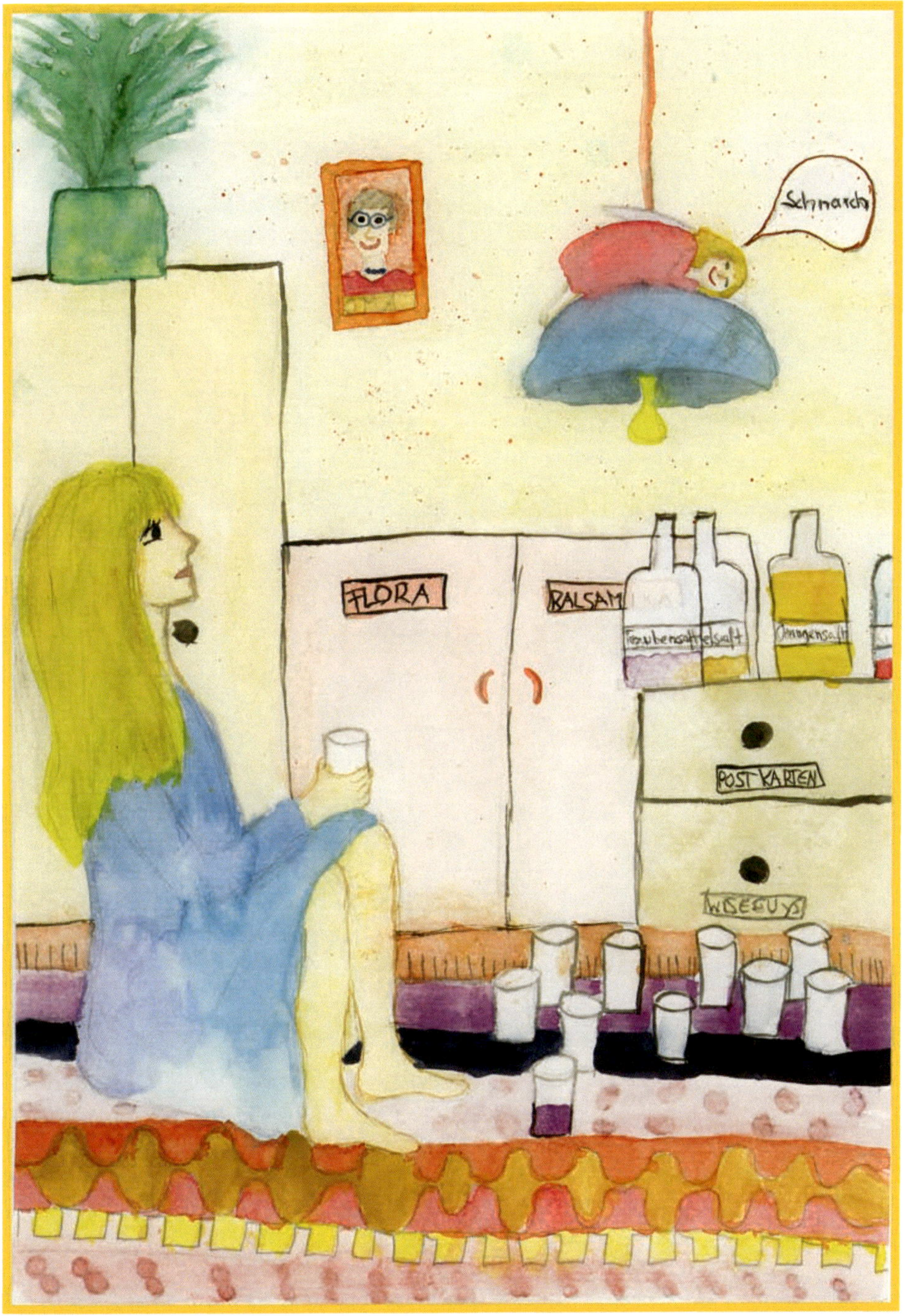
Schnarch
FLORA
BALSAM
Orangensaft
POST KARTEN
WISEGUYS

Sie fühlte sich immer schwächer und schwächer.
Dabei hatte sie bis 10 Uhr 35 geschlafen
und ganz viel gefrühstückt.

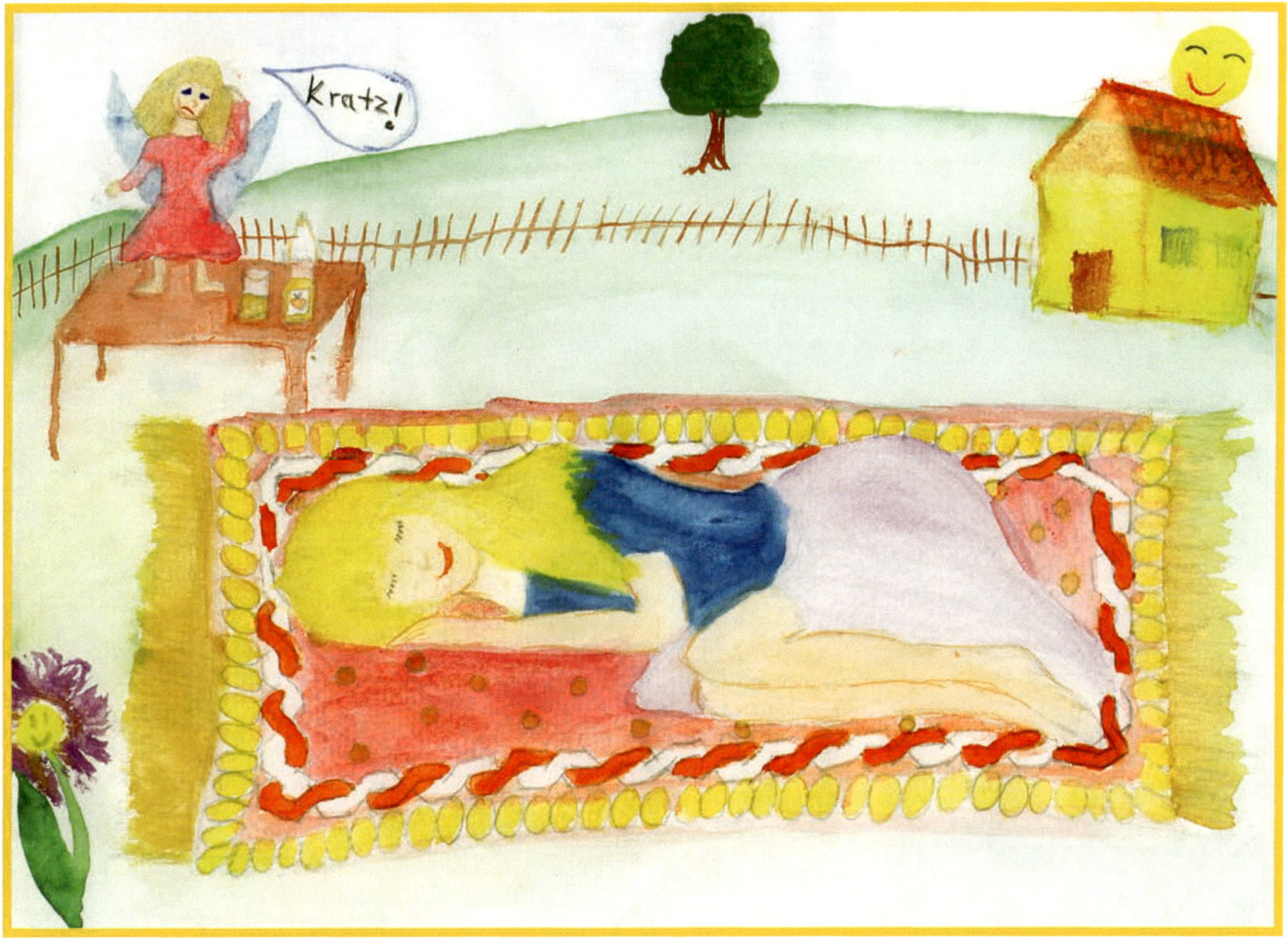
Kratz!

In den nächsten Tagen fühlte Flora sich
so müde, dass sie meinte,
sie würde die Schule nicht mehr schaffen.
Nur noch mit Mühe und Not konnte sie
ihre Schultasche nach Hause tragen.
Obwohl diese gar nicht so schwer war.

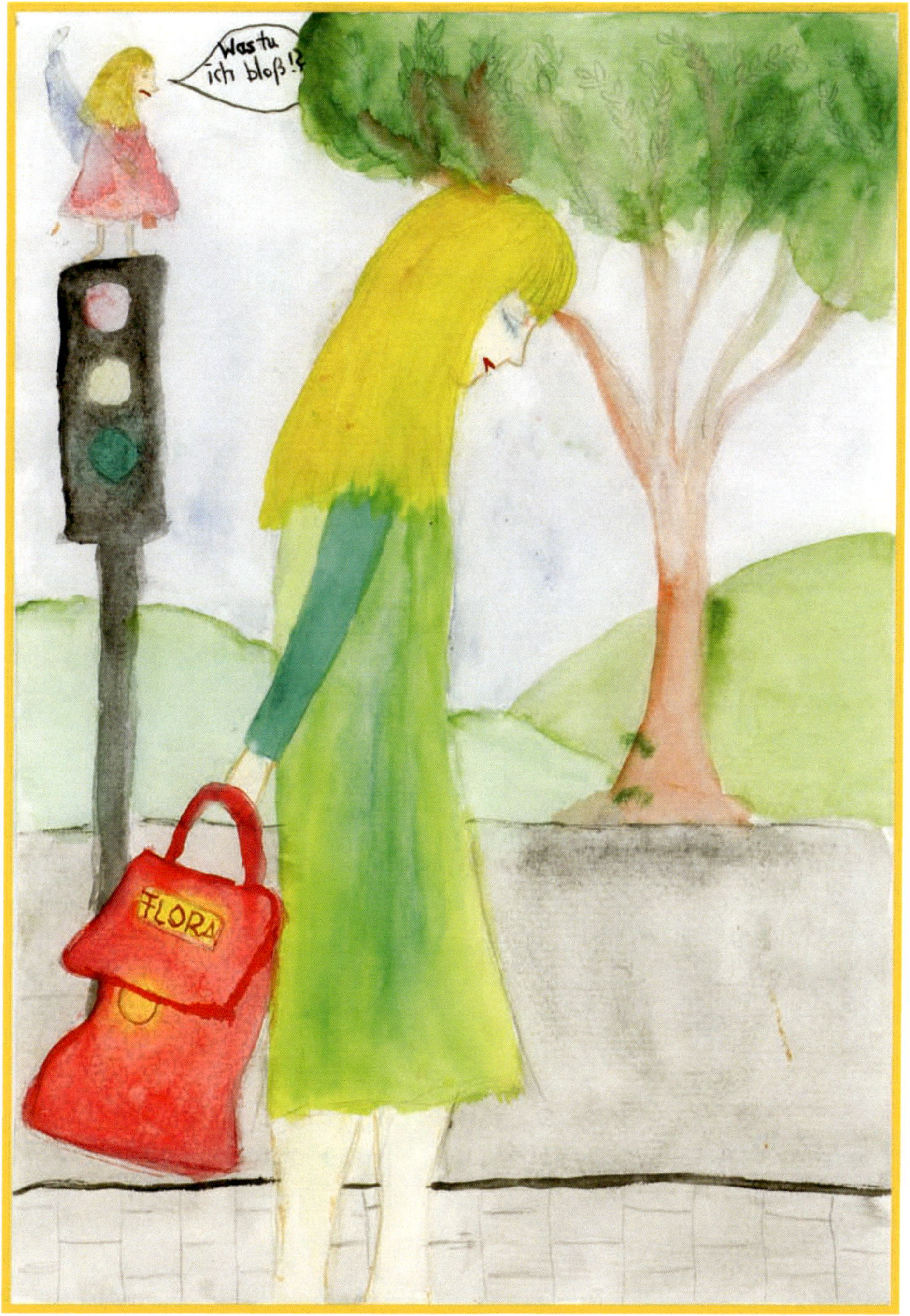
Was tu ich bloß!?
FLORA

Sie wurde immer dünner und dünner,
so dass sie bald wie eine
durchsichtige Elfe aus einer
anderen Welt aussah.
Und das ging ganz schnell,
innerhalb von zwei, drei Tagen.

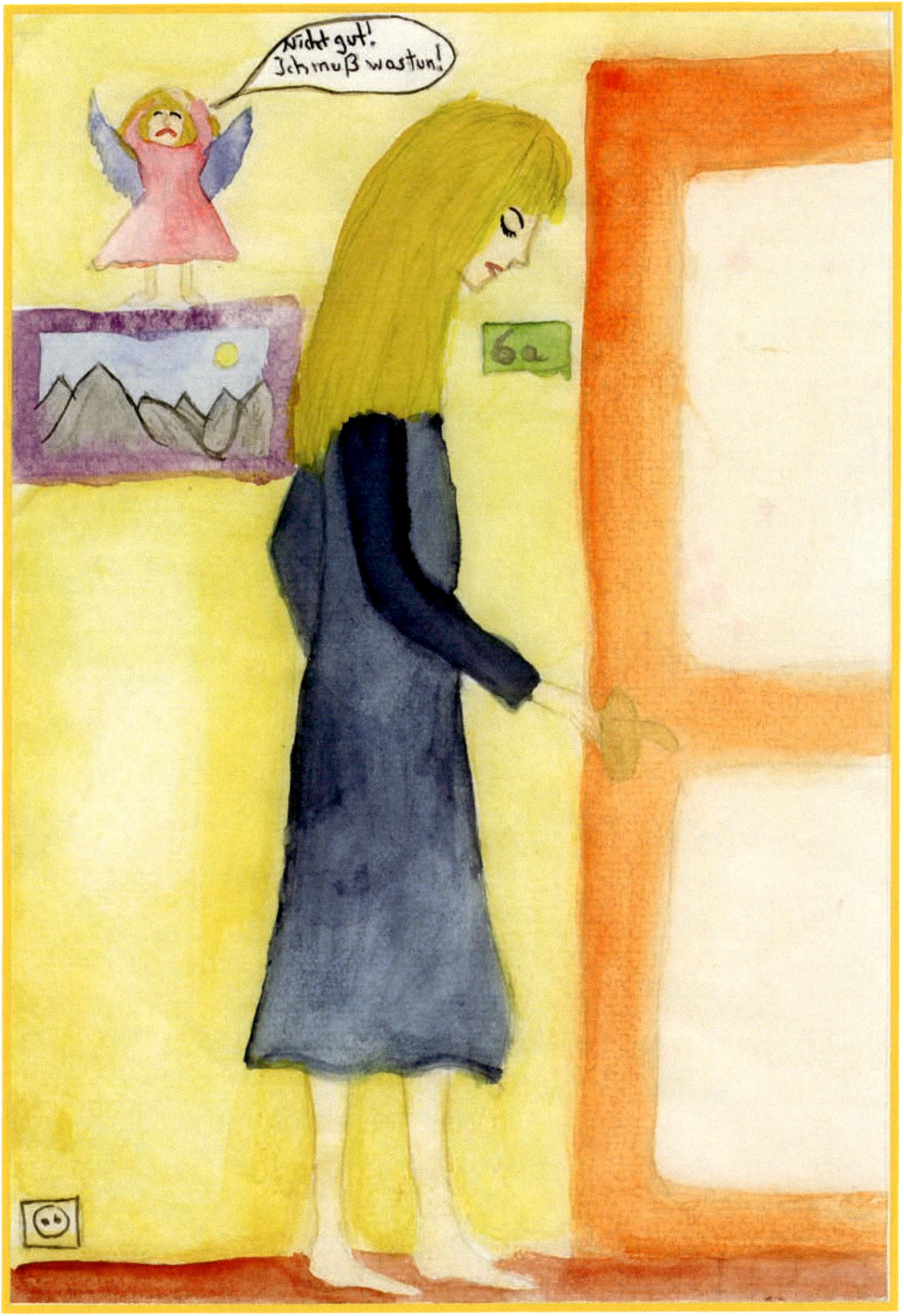
Nicht gut!
Ich muß was tun!
6a

Balsamica machte sich nun schon große Sorgen.
Deshalb flüsterte sie Floras Mutter ins Ohr:
„Bitte geh ganz schnell mit Flora zum Arzt!“

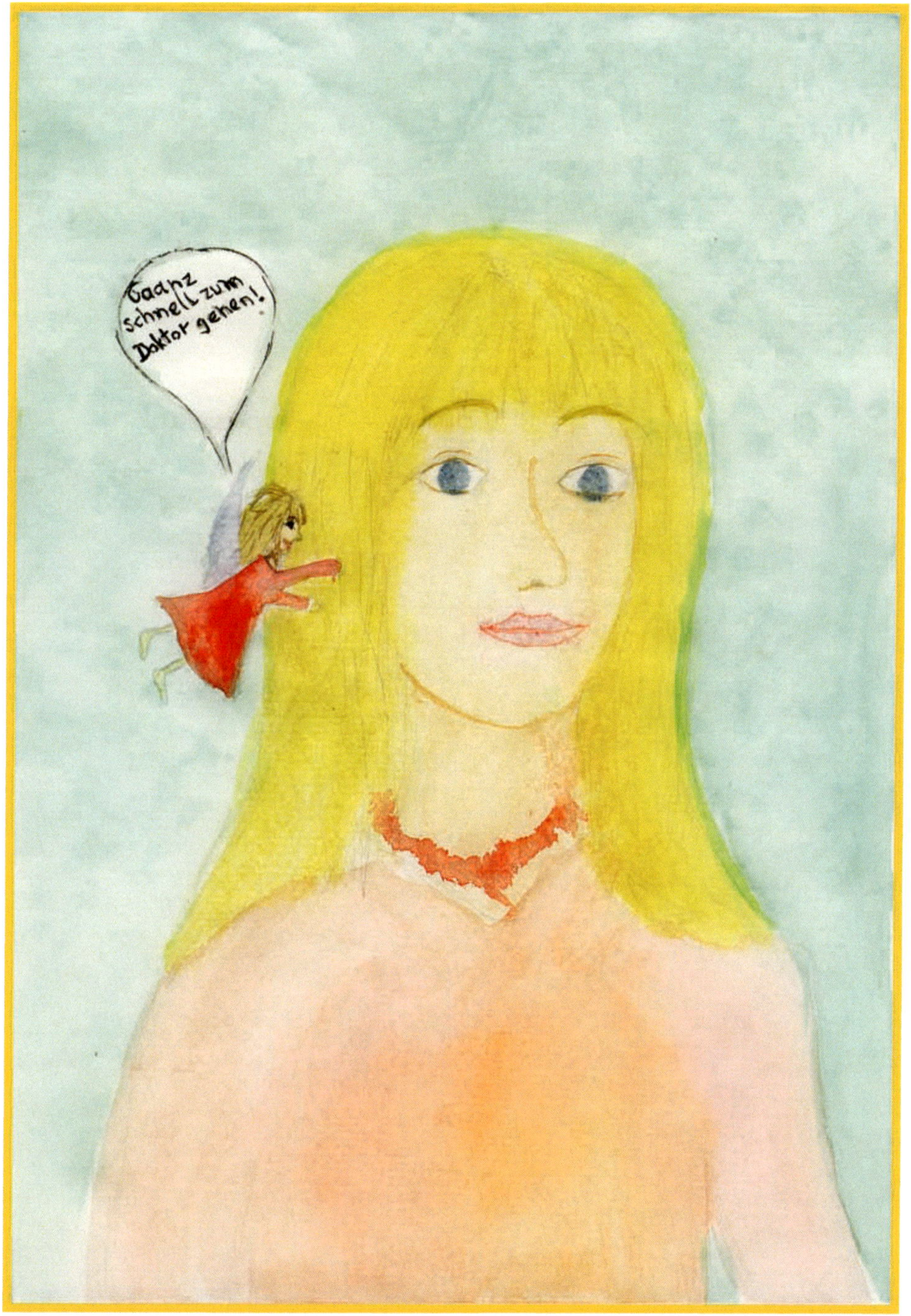
Gaanz schnell zum Doktor gehen!

Floras Mutter ließ alles stehen und liegen
und brachte Flora ganz schnell zum Arzt.
Flora fühlte sich schon ganz komisch
und konnte kaum mehr gehen.
Ihre Beine waren so schwer wie Blei.
Gleichzeitig glaubte sie, sie würde auf Wolken schweben,
als wäre sie nicht mehr auf dieser Welt …

Flora wollte nur noch,
dass ihr irgendwer oder
irgendwas hilft.
So schlecht ging es ihr.

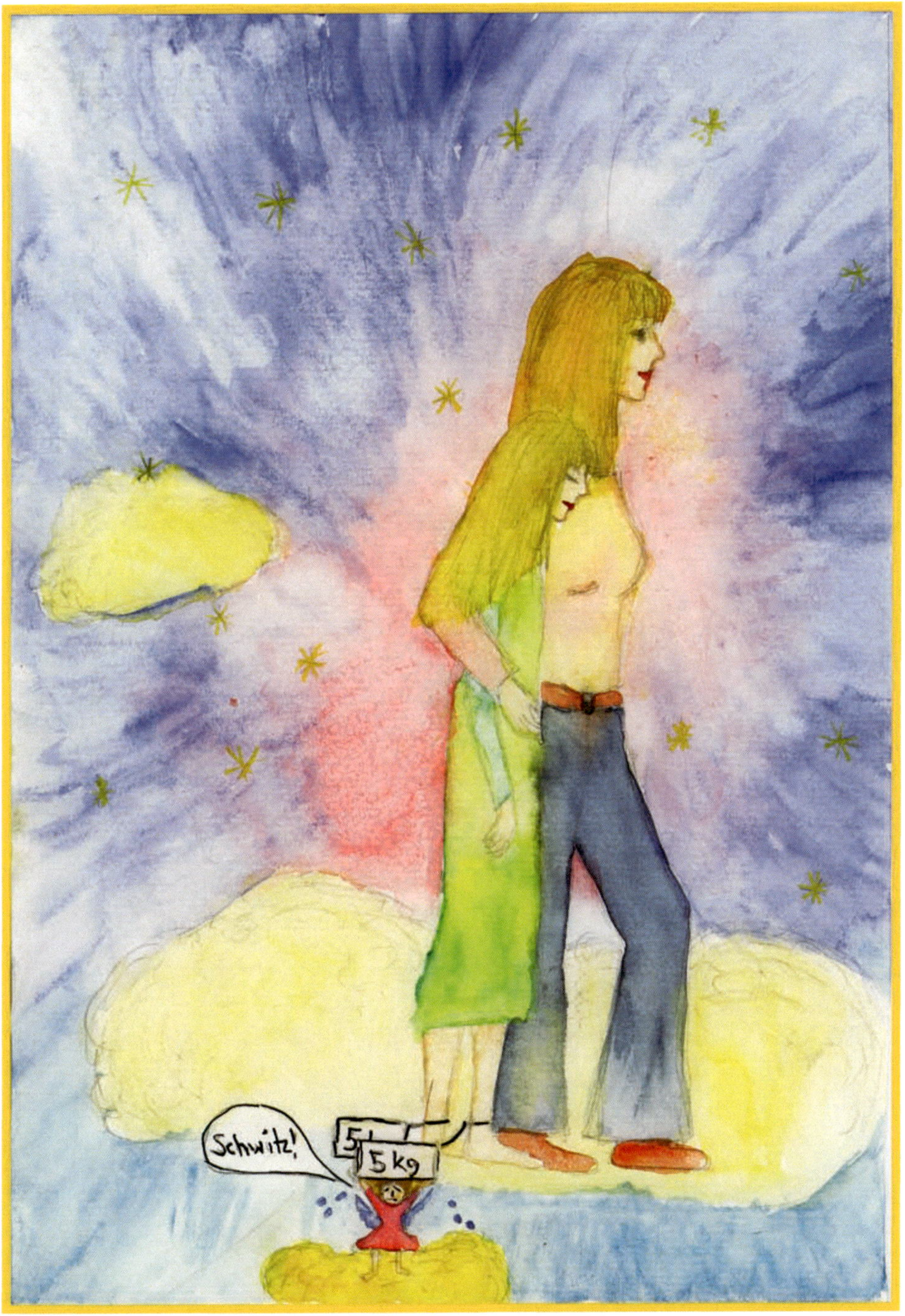
Schwitz!
5 kg

„Oje“, sagte der Doktor,
„in Floras Blut fließt ganz viel süßer Zucker.“
Er schickte Flora mit ihrer Mutter
ins Krankenhaus.

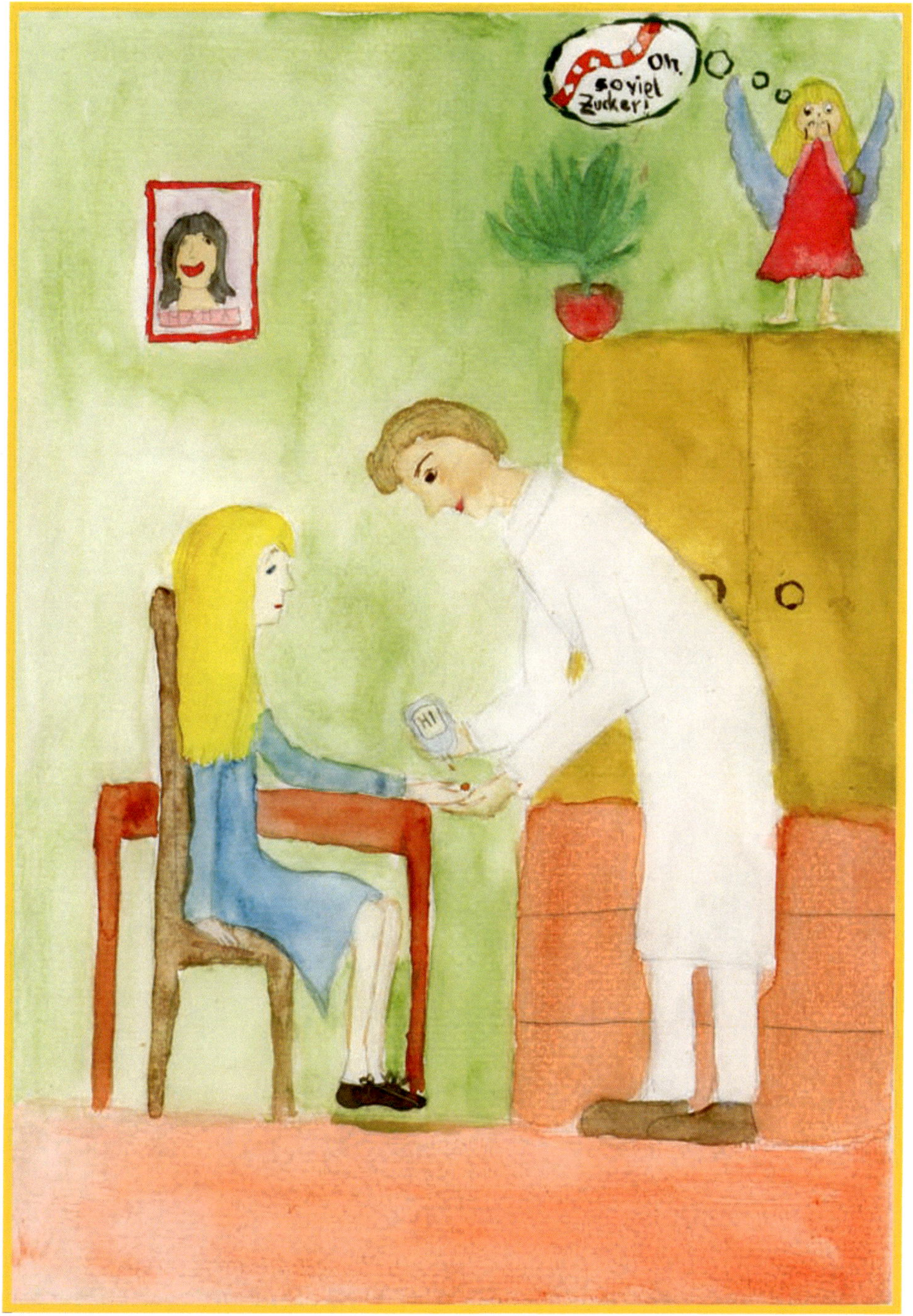
Oh, so viel Zucker!
HI

Floras Mutter machte sich riesige Vorwürfe,
dass sie nicht eher gemerkt hatte,
wie schlecht es ihrer Tochter schon ging.
Die Ärztinnen und Ärzte
beruhigten sie später,
dass das ganz normal sei, es nicht sofort
zu bemerken.
Weil es so schnell gehen könne.

… zur Sicherheit schob Balsamica
den Krankenwagen an.
Es ging ihr irgendwie zu langsam!

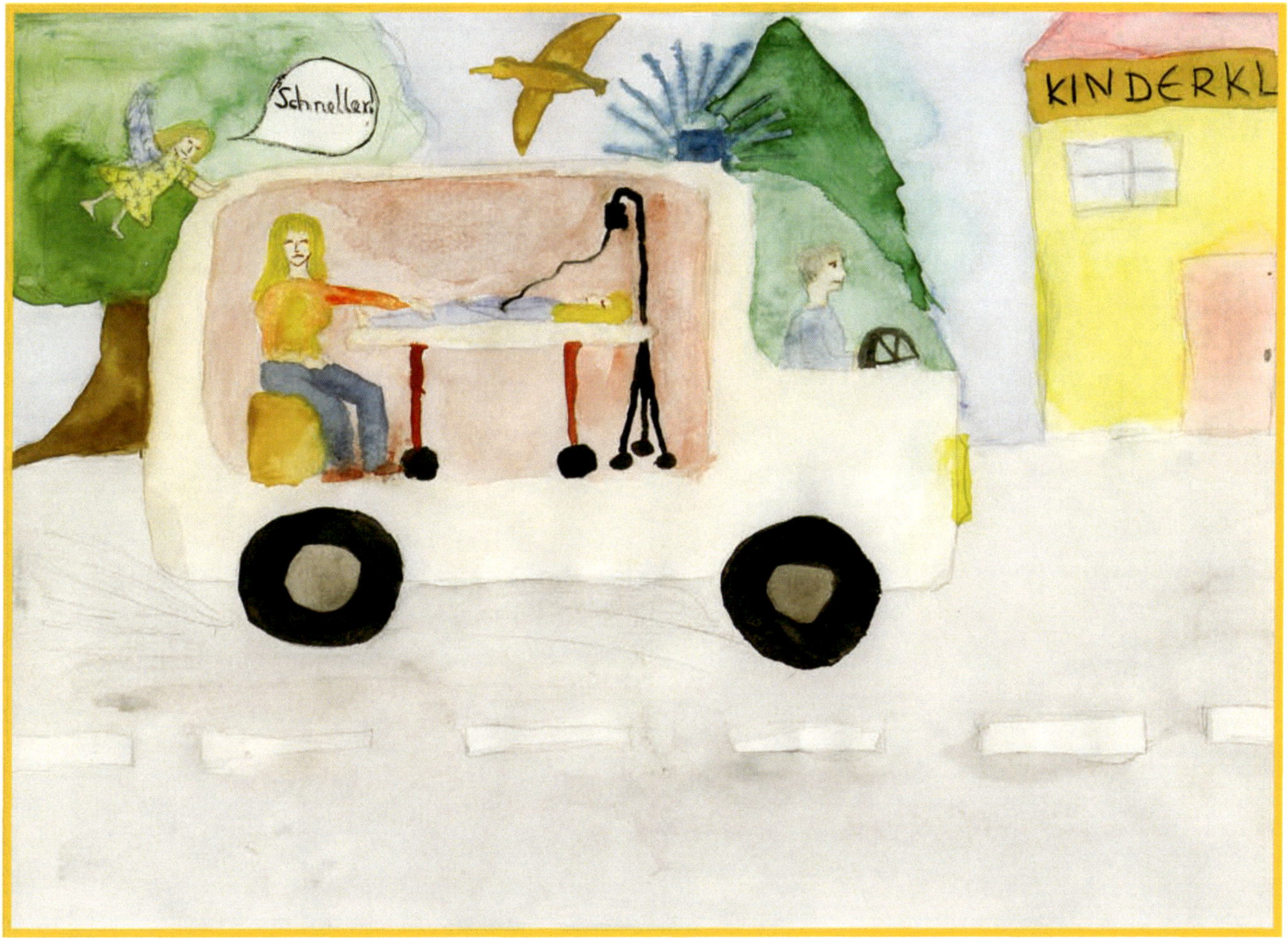

Schneller!
KINDERKL

Im Krankenhaus kümmerten sich
ganz liebe Schwestern, Pfleger,
Ärztinnen und Ärzte um Flora.

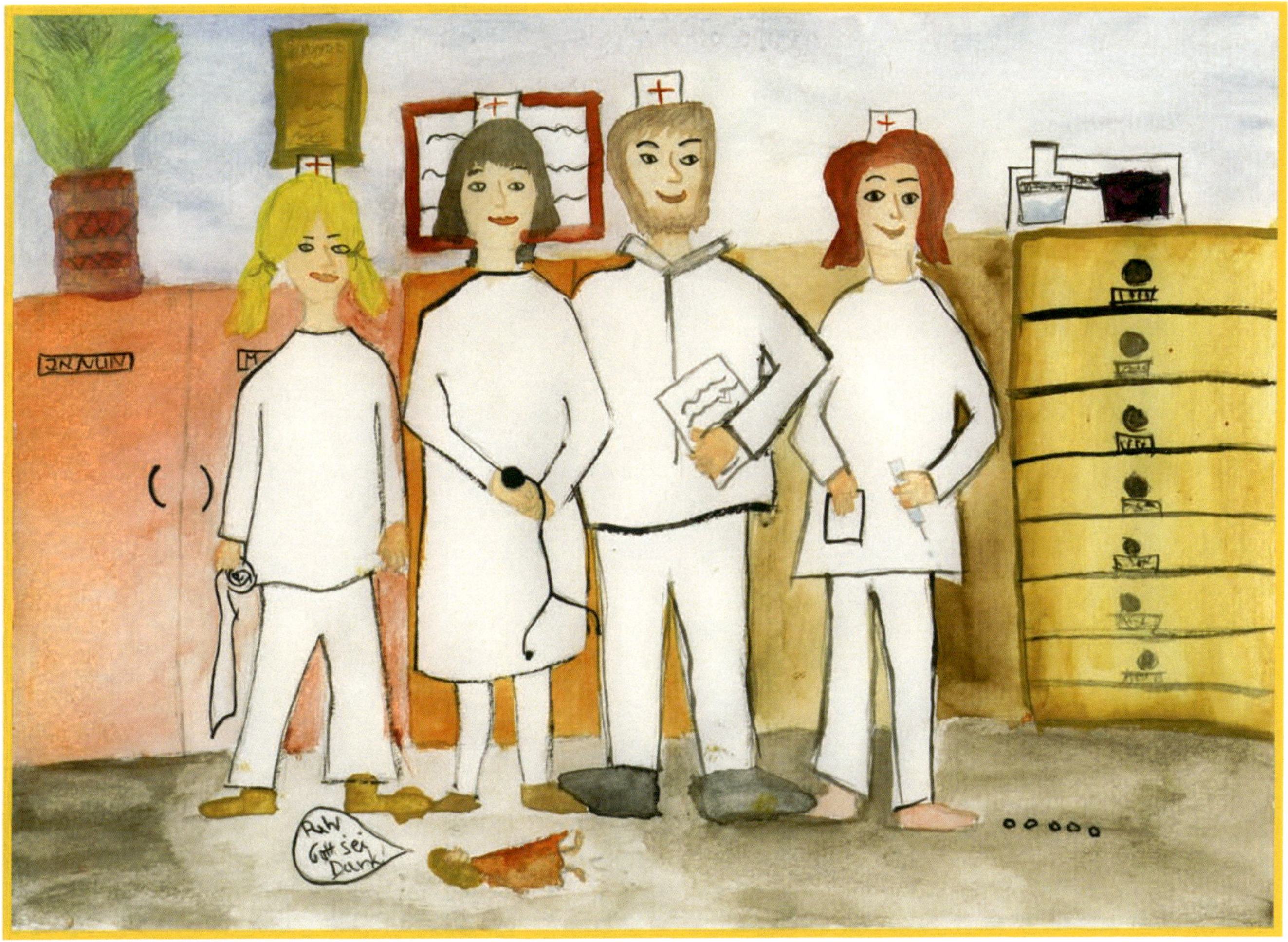
Puh
Gott sei Dank!

Flora musste jetzt ganz tapfer sein.
Sie wusste, dass sie ab jetzt ihr Leben lang
täglich mehrere Spritzen brauchen würde.
Nur so kann man den Zucker in ihrem Blut
wieder normal machen.

Als sie erfuhr, dass sie sich sogar
selbst Spritzen geben musste,
wurde ihr ganz heiß und kalt.
Sie bekam Angst und weinte
viele Tränen.

… es war halt alles ein bisschen viel
auf einmal ...

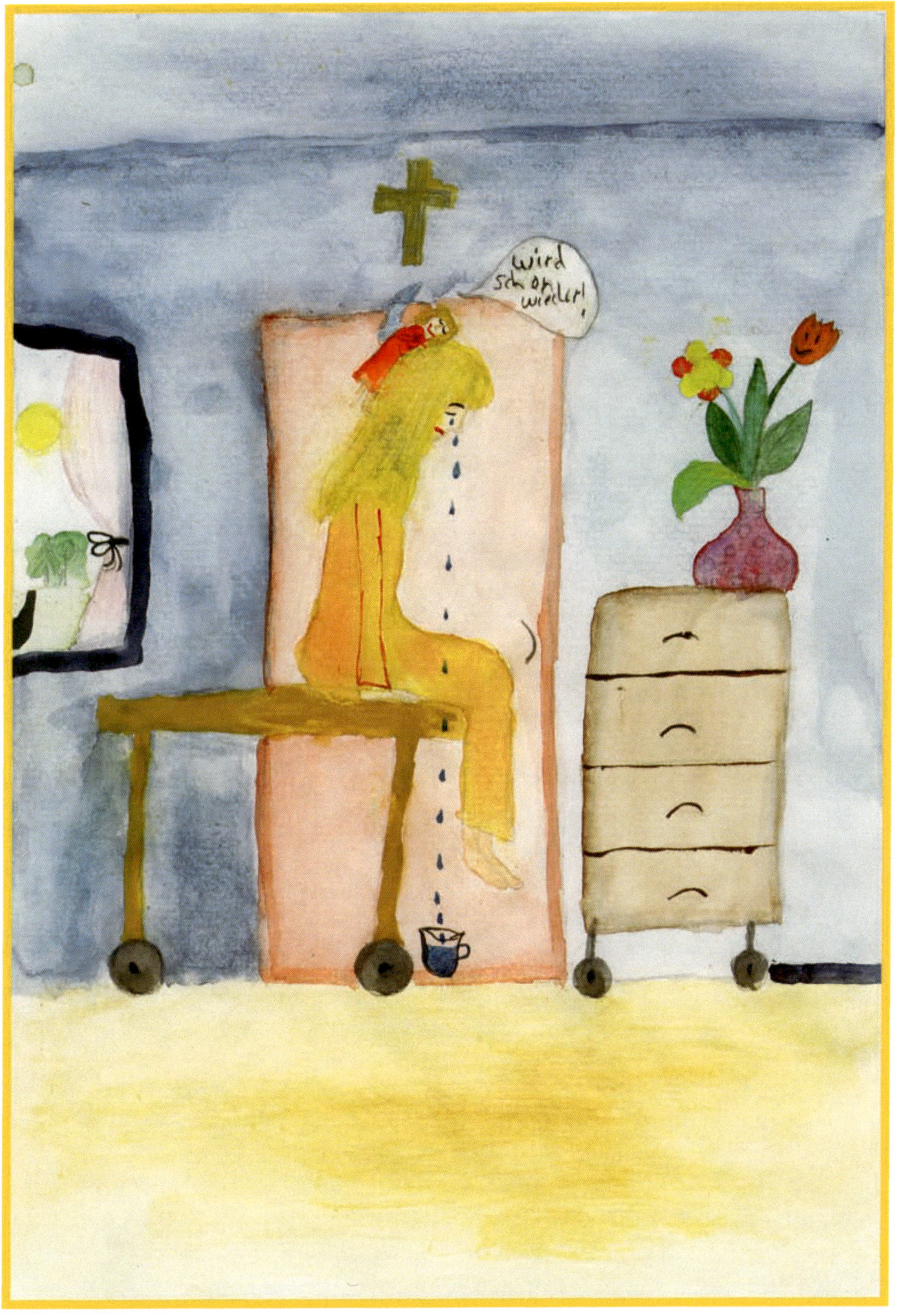
wird schon wieder!

Aber schon bald war sie ganz mutig
und wurde zur großen Spritzenkönigin
ernannt.

Sie war glücklich, und auch Balsamica
lächelte ihr anerkennend zu.
Flora wusste, dass sie etwas konnte,
was sonst nur
Ärzte
Krankenschwestern,
andere Kinder mit Diabetes
und deren Eltern konnten.

Darauf war sie mächtig stolz – zu Recht!

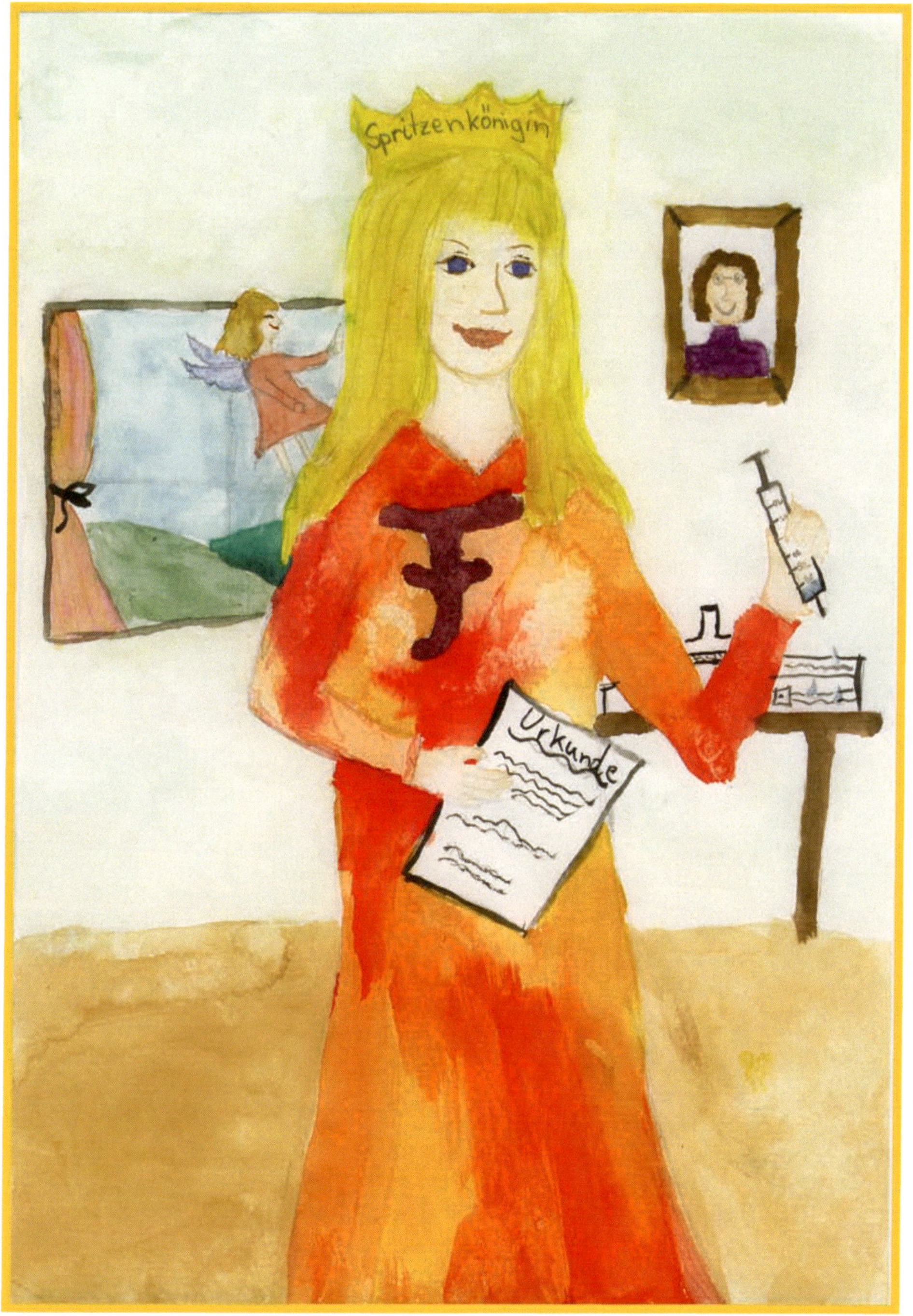
Spritzenkönigin
Urkunde

Gut, dass Flora eine Familie hatte,
die ihr beistand.

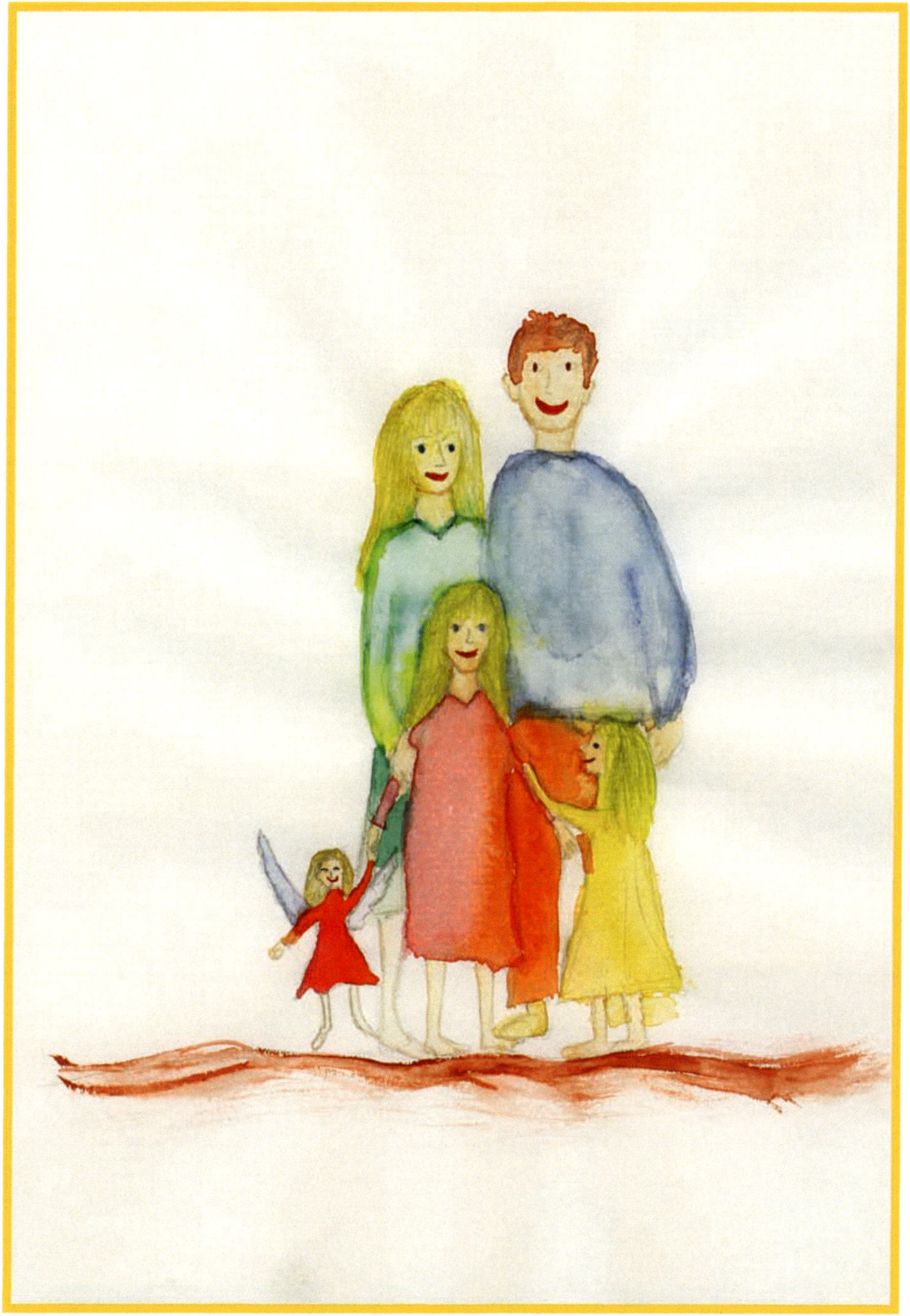

Auch ihre Freundinnen,
die Flora regelmäßig im Krankenhaus
besuchten, machten sie stark.
Ihre beste Freundin besuchte sie sogar
jeden Tag.

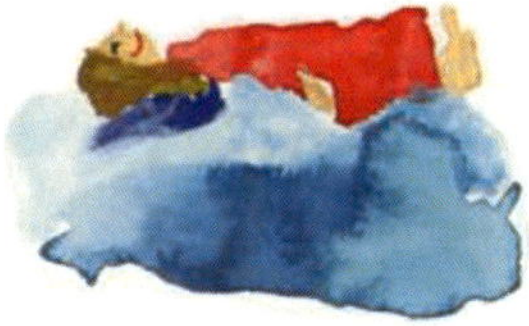

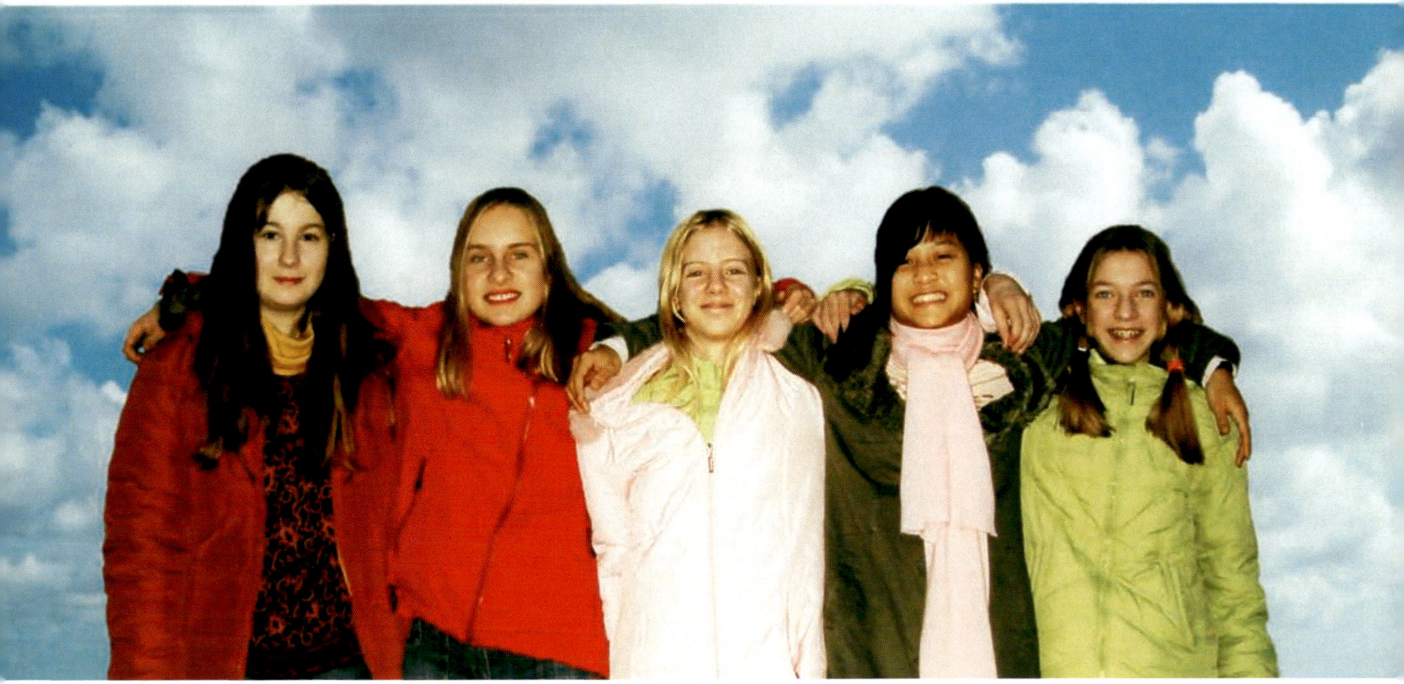

Ausgerüstet mit einer großen Schachtel
voller Insulin und allen anderen Dingen,
die für ein Leben mit Diabetes notwendig sind,
verließ Flora die Klinik. Es war der 11. April,
9 Uhr 23.

Sie wusste, sie würde es schaffen, auch wenn
sie manchmal ganz tief drinnen sehr, sehr
traurig war.
Schließlich musste sie das alles
erst einmal verarbeiten.

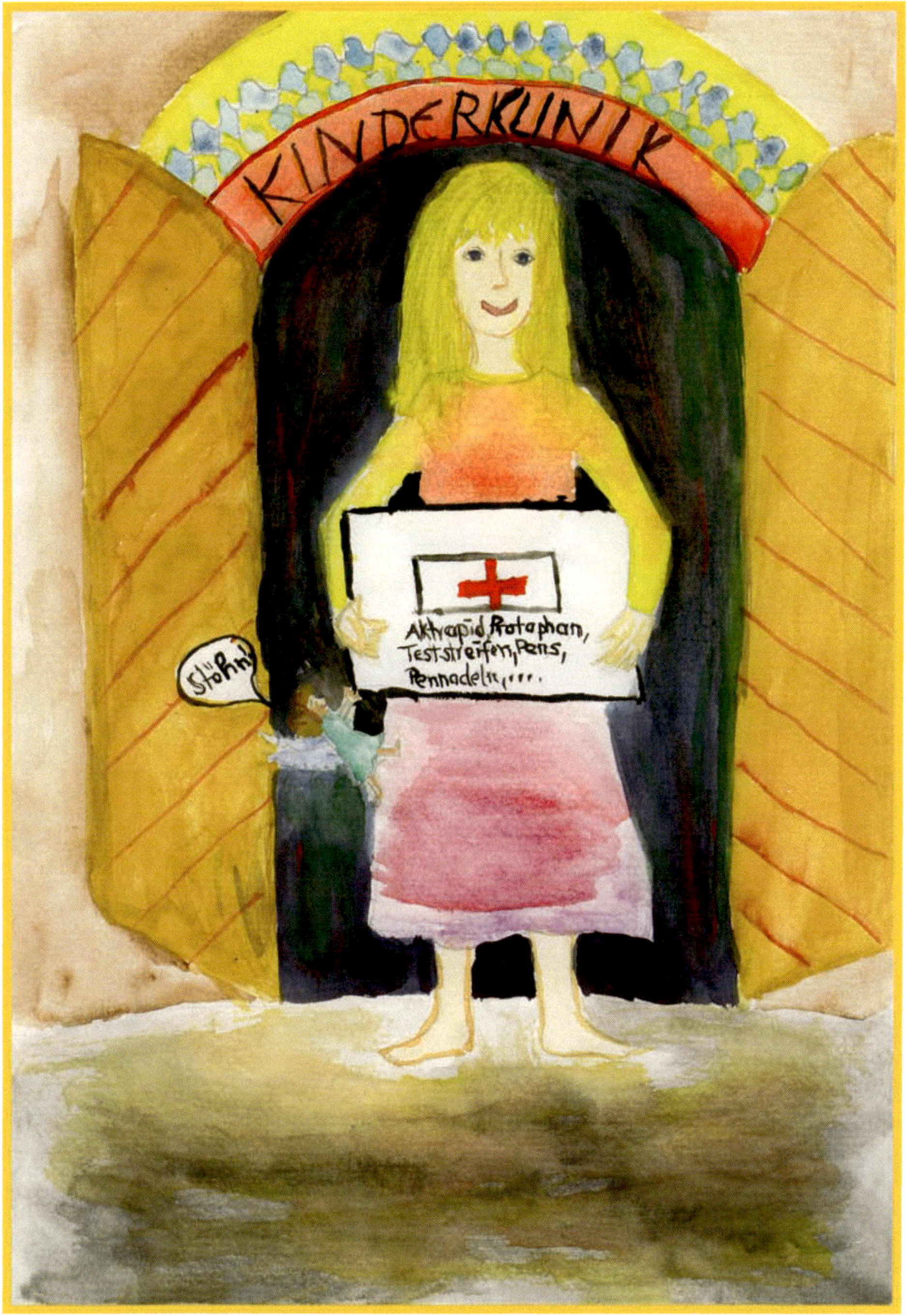
KINDERKLINIK
Stöhn!
Aktrapid, Protaphan, Teststreifen, Pens, Pennadeln, ...

Nach einer Weile ging es Flora schon wieder viel besser und sie war froh, dass der Grund für ihre unendliche Müdigkeit gefunden worden war.
Sie wusste, sie konnte sich auch mit Diabetes an den Tieren, der Natur, den grünen Wiesen, den Gnocchi, den Magnettieren, ihren Freundinnen, den „Wise Guys" und vielem mehr freuen.

Flora kann fast ganz normal leben wie alle anderen Kinder auch.

Und sie ist froh, dass Balsamica sie gerettet hat!

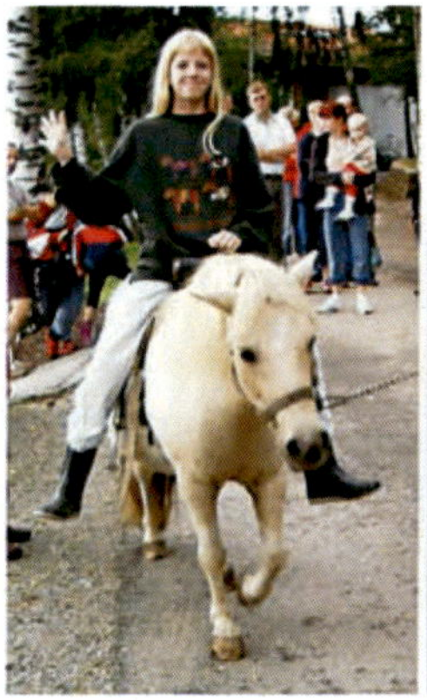

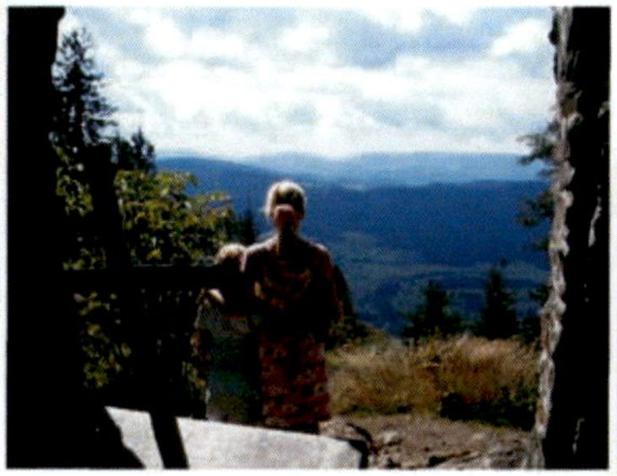

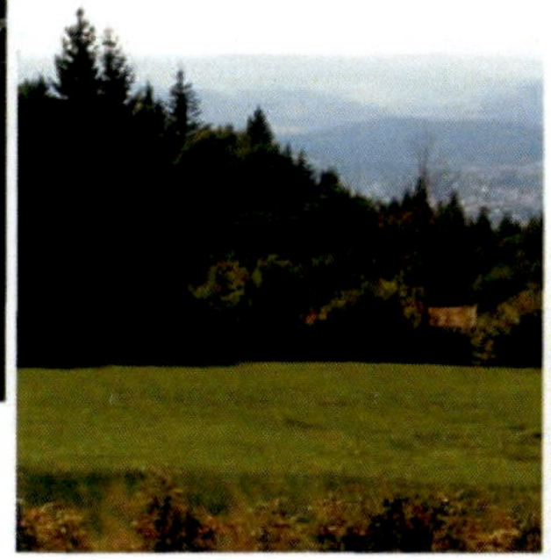

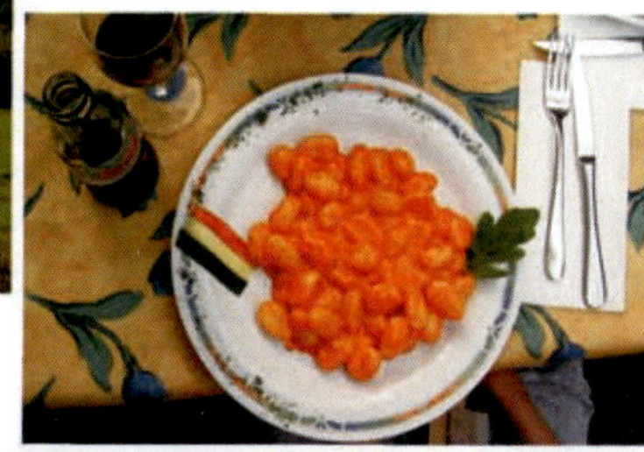

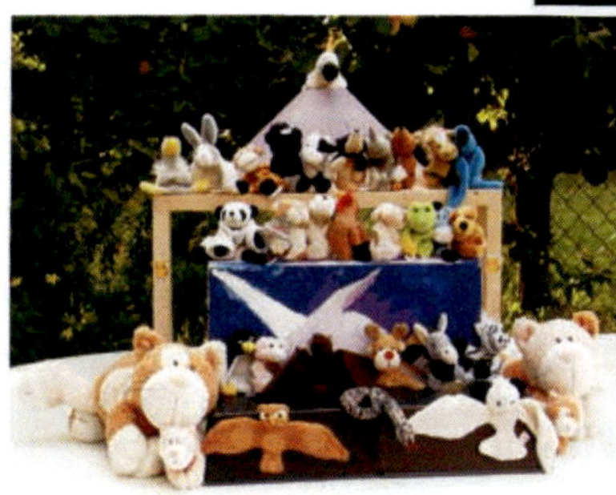

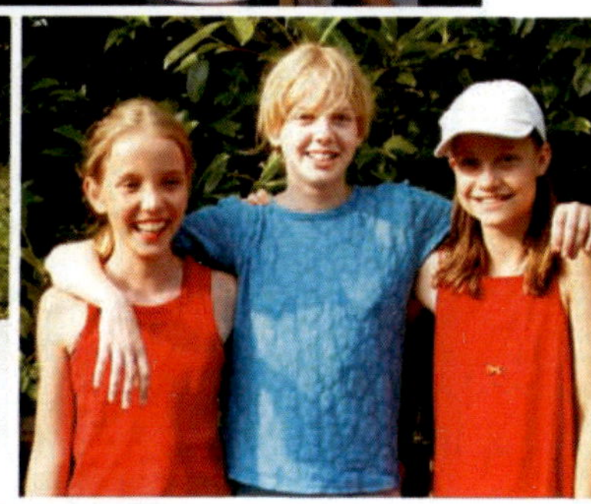

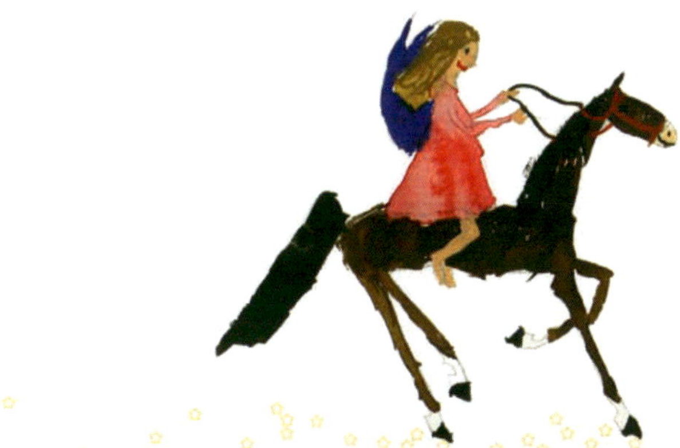

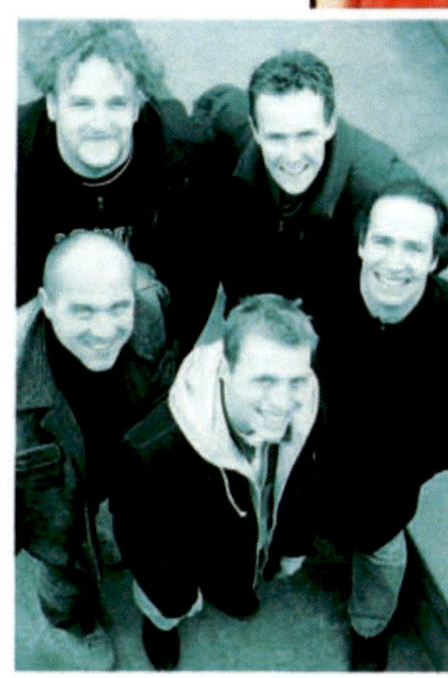

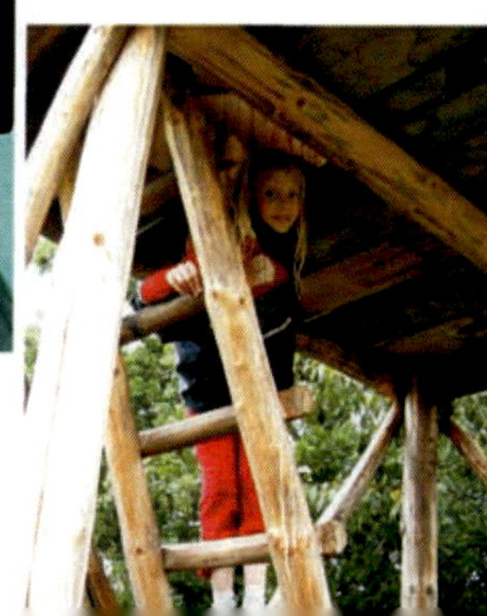

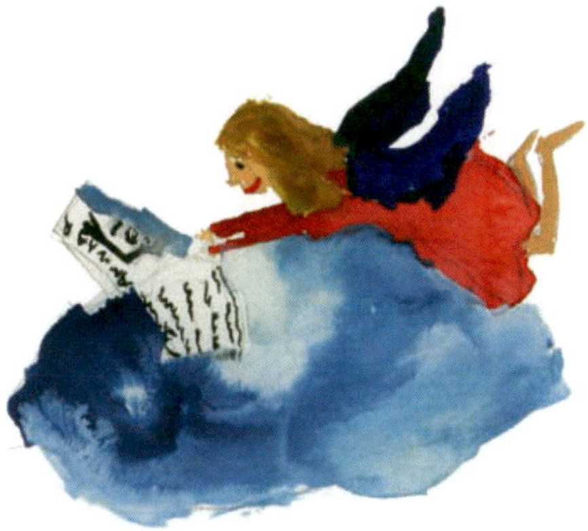

Viele Kinder auf der ganzen Welt
leben mit Diabetes.
Und all diesen Kindern,
ihren Eltern und Geschwistern,
ihren Freundinnen und Freunden
und anderen Betroffenen
ist dieses Buch gewidmet.

Anna

Diabetes bei Kindern und Jugendlichen

„Honigsüßes Hindurchfließen“ ist die deutsche Übersetzung für die lateinischen Worte „Diabetes mellitus“. Anna ist eine von etwa 2000 Kindern und Jugendlichen, die jedes Jahr in Deutschland an Typ 1 Diabetes erkranken. Hierbei darf der Typ 1 Diabetes, der vornehmlich bei Kindern und Jugendlichen auftritt, nicht mit dem viel häufigeren Typ 2 Diabetes der Erwachsenen und zumeist übergewichtigen Menschen verwechselt werden.

Die Entstehung des Typ 1 Diabetes hat im Gegensatz zum Typ 2 oder Altersdiabetes nichts mit ungesunder Lebensweise oder falscher Ernährung zu tun. Selbst bei noch so gesunder Ernährung ließe sich das Auftreten bei Kindern und Jugendlichen mit einer entsprechenden Veranlagung für Diabetes nicht verhindern. Der Typ 1 Diabetes ist vielmehr eine Erkrankung des körpereigenen Immunsystems. Sie äußert sich zunächst durch Frühwarnsymptome wie übermäßiges Trinken und Wasserlassen, Gewichtsabnahme, Mattigkeit etc. Sie geht jedoch nicht mit Übergewicht oder hohem Blutdruck einher. Die Diagnose selbst trifft viele Familien wie ein Blitz aus heiterem Himmel.

Was passiert bei Diabetes im Körper? Um Nahrung zu verwerten und daraus Energie für alle Körperabläufe zu gewinnen, benötigt der Mensch das Hormon Insulin. Bei diabetischen Kindern und Jugendlichen kann deren Bauchspeicheldrüse Insulin nicht mehr selbst herstellen. Sie spritzen sich daher mehrfach täglich Insulin in das Unterhautfettgewebe, meist an Oberschenkel, Gesäß oder Bauch. Glücklicherweise müssen Kinder und Jugendliche mit Diabetes mellitus in der heutigen Zeit keine spezielle Diät mehr einhalten. Sie sollten sich ebenso wie andere Gleichaltrige ausgewogen und gesund ernähren. Natürlich können sie auch mal ein Stück Schokolade oder ein ganz normales Eis essen. Der wesentliche Unterschied liegt jedoch darin, dass diabetische Kinder und Jugendliche im Vorfeld des Essens viel besser planen müssen. Sie müssen vor jeder Mahlzeit berechnen, wie viel und was sie essen möchten und die entsprechende Menge Insulin dafür spritzen. Umstände wie z. B. Sport, körperliche Anstrengung oder akute Erkrankungen müssen sie dabei besonders beachten.

Diabetes mellitus Typ 1 ist derzeit zwar nicht heilbar, jedoch sehr gut behandelbar. Sofern Veränderungen des Stoffwechsels in allen Lebensphasen, z. B. in der Pubertät, gut überwacht werden, ist das Risiko, Folgeerkrankungen wie etwa Augen- oder Nierenschäden zu entwickeln, zwar nicht gleich null, jedoch deutlich geringer als früher. Neben einer individuell angepassten Insulintherapie und der Vermittlung der erforderlichen medizinischen und ernährungsphysiologischen Kenntnisse spielt in der Behandlung von Diabetes vor allem die Motivation der jugendlichen Patienten eine Rolle. Sehr wichtig ist es, dass die Kinder und Jugendlichen zusammen mit ihren Familien die Erkrankung akzeptieren, ohne sich davon bestimmen zu lassen. Ziel ist, dass sie mit Diabetes ein „ganz normales" Leben führen können. Eine gute Zusammenarbeit zwischen Kindern oder Jugendlichen, deren Familien und den dafür spezialisierten Fachkräften im Diabetes-Team ist erforderlich und hilfreich.

Das Buch „‚Honigsüßes Hindurchfließen' oder wie Flora Diabetes bekam" macht Kindern und Jugendlichen Mut, die neu an Diabetes erkranken, und zeigt ihnen, dass sie mit ihrer Erkrankung nicht alleine sind.

Dr. med. Regina Rottland für das Diabetes-Team der Klinik St. Hedwig, Regensburg

Medizinisches Glossar: Diabetes für Kinder erklärt

Kinder und Jugendliche, die an Diabetes mellitus erkranken, stehen plötzlich einer Vielzahl medizinischer Fachausdrücke gegenüber, die auf sie oft verunsichernd wirken. Dennoch ist es wichtig, dass Kinder, ihre Eltern und auch andere Betroffene diese Fachbegriffe verstehen und damit umgehen lernen. Das nachfolgende Glossar erklärt einige besonders wichtige Ausdrücke zum Thema Diabetes auf möglichst einfache Weise. Wir empfehlen dennoch, Kinder mit der Lektüre nicht allein zu lassen und sie behutsam an die Begriffe und ihre Bedeutung heranzuführen. Von Vorteil ist es, wenn Eltern und Kinder das Glossar gemeinsam lesen und darüber sprechen. Das Wissen, das sie dabei gewinnen, soll Kindern und Jugendlichen anschließend helfen, ihre Krankheit besser einschätzen zu können und sich nicht von ihr bestimmen zu lassen.

Diabetes mellitus

Der Diabetes oder die Zuckerkrankheit ist eine Störung im Körper, bei der sich zu viel Zucker im Blut befindet (Blutzucker). Dies liegt daran, dass entweder das Hormon Insulin, das bei gesunden Menschen die Bauchspeicheldrüse herstellt, fehlt oder nicht mehr richtig wirken kann. Dabei gibt es unterschiedliche Formen der Zuckerkrankheit:

Diabetes Typ 1

Bei Kindern und Jugendlichen kommt am häufigsten eine Form vor, die man Typ 1 Diabetes nennt. Ursache für die große Menge von Zucker im Blut ist hier das Fehlen des Hormons Insulin, das die Bauchspeicheldrüse nicht mehr selbst produziert. Ohne das Insulin bleibt der Zucker im Blut und die Menge dort nimmt stetig zu. Diesen Zustand nennt man Überzucker oder Hyperglykämie. Dabei scheidet der Körper die übermäßige Menge an Zucker irgendwann einfach mit viel Wasser aus und wird krank. Bei Kindern und Jugendlichen mit Typ 1 Diabetes braucht der Körper deshalb Insulin von außen, das ins Unterhautfettgewebe gespritzt wird. Es kann jedoch auch vorkommen, dass sich zu viel Insulin im Blut befindet. Diesen Zustand nennt man Unterzucker oder Hypoglykämie. Auch dann kann der Körper nicht mehr richtig arbeiten. Typ 1 Diabetes kann nicht mit Tabletten behandelt oder geheilt werden. Man muss das Insulin lebenslang mit einer Spritze von außen zuführen.

Diabetes Typ 2

Typ 2 Diabetes kommt im Vergleich zu Typ 1 viel häufiger vor. Bei Diabetes Typ 2 ist in der Regel ausreichend Insulin im Körper. Es kann jedoch nicht mehr richtig wirken. Meist sind ältere Menschen, immer häufiger aber auch Kinder oder Jugendliche betroffen. Diabetes mellitus Typ 2 kann bei Übergewicht auftreten, bei ungesunder Ernährung oder zu wenig körperlicher Bewegung. Häufig führt Abnehmen in Verbindung mit mehr Bewegung und gesundem Essen zu einer deutlichen Besserung. Oft werden zusätzlich Tabletten verordnet und manchmal auch Insulin gespritzt. Typ 1 und Typ 2 Diabetes sind also unterschiedliche Erkrankungen, die vollkommen anders behandelt werden müssen.

Blutzucker

Blutzucker ist Glukose, also Zucker. Er befindet sich in gelöster Form „unsichtbar" im Blut und stammt größtenteils aus der Nahrung. Bei der Verdauung werden alle Nahrungsmittel in die Nährstoffe Eiweiß, Fett und Kohlenhydrate zerlegt. Die Kohlenhydrate werden im Körper anschließend in Glukose umgewandelt und gelangen ins Blut. Die jeweilige Menge an Glukose, die im Blut gelöst ist, nennt man Blutzuckerspiegel. Nach einer kohlenhydratreichen Mahlzeit, z. B. einem Teller Nudeln oder einem Stück Kuchen, ist der Blutzuckerspiegel erhöht. Grundsätzlich braucht der Körper den Blutzucker, weil dieser Energie für die Muskeln und alle anderen Zellen im Körper liefert. Wenn das Hormon Insulin fehlt oder nicht mehr richtig wirkt, kann der Zucker aus dem Blut nicht mehr in die Zellen hineingelangen und der Körper bekommt keine Energie mehr, um richtig zu funktionieren.

Insulin

Insulin ist ein Hormon. Ein Hormon ist ein Botenstoff im Körper, der Informationen zwischen verschiedenen Zellen oder von einem Organ zum anderen übermittelt. Das Insulin wird beim gesunden Menschen in der Bauchspeicheldrüse gebildet. Man braucht es, um den Zucker aus dem Blut in die Körperzellen zu schleusen.

Das Insulin funktioniert dabei wie ein Schlüssel, der das „Schloss“ einer Zelle wie eine Tür aufschließt. Wenn diese „Tür“ geöffnet ist, kann der im Blut gelöste Zucker in die Zelle hineinströmen und dort Kraft und Energie liefern. Wenn wie bei Diabetes Typ 1 oder 2 keine oder nicht die richtigen „Insulin-Schlüssel“ im Blut sind, bekommt der Körper nicht mehr genügend Energie und wird krank. DiabetikerInnen versuchen deshalb, immer genau diejenige Menge an Insulin zu spritzen, die gerade nötig ist, um ausreichend Zucker in die Zellen zu bekommen. Das bedeutet, dass sie z. B. Insulin spritzen müssen, wenn nach einer Mahlzeit mehr Zucker ins Blut gelangt. Die Bauchspeicheldrüse unterscheidet bei der Herstellung von körpereigenem Insulin nicht zwischen verschiedenen Arten dieses Hormons. Als DiabetikerIn spritzt man sich jedoch unterschiedliche Arten von Insulin, ein schnell wirksames Kurzzeit- oder Mahlzeiteninsulin (Essensinsulin) sowie ein langsam wirkendes Langzeit- oder Basisinsulin.

Bauchspeicheldrüse

Die Bauchspeicheldrüse ist ein Organ im Körper, das hinter dem Magen liegt. Man nennt sie auch Pankreas. Sie ist eine Drüse und besteht aus vielen verschiedenen Zellen, u. a. solchen, die das Insulin herstellen. Diese nennt man auch Insel- oder Langerhanszellen. Daneben stellt die Bauchspeicheldrüse aber z. B. auch Verdauungssäfte her.

Kohlenhydrat-/Broteinheiten (KE/BE)

Unter Kohlenhydraten versteht man den Zucker(-anteil) in den Nahrungsmitteln. Zur Verwertung der Kohlenhydrate (Glukose) in den Zellen braucht der Körper das Insulin. Man berechnet die Kohlenhydrate in Form von Broteinheiten (BE oder KE). Eine Broteinheit besteht aus 10-12 g Kohlenhydraten. Wenn man DiabetikerIn ist, lernt man das Abwiegen und mit der Zeit auch das Abschätzen der BEs. Die BE-Menge benötigt man, um zu wissen, wie viel Insulin man spritzen muss. Wie das geht, erklären die Ärztinnen und Ärzte im Krankenhaus.

Pen, Pennadel

Ein Pen ist eine Spritze, die so ähnlich aussieht wie ein Füller. Mit dem Pen kann man das Insulin in das Unterhautfettgewebe spritzen. Auf die Spitze des Pens schraubt man dabei eine sehr dünne Pennadel auf. Das Insulin selbst wird in einer Patrone in den Pen eingelegt. Ist die Patrone leer, wird sie ausgewechselt. Man hat meistens zwei oder drei Pens für die verschiedenen Arten von Insulin.

Insulinpumpe

Um bei Menschen mit Diabetes das Insulin in den Körper zu bringen, gibt es außer Spritzen und Pens auch noch die Insulinpumpe. Sie wird direkt am Körper getragen und ist mit Insulin gefüllt. Diese Pumpe hat einen kleinen Computer, der programmiert wird. Durch eine kleine Nadel fließt das Insulin dann direkt in den Körper, ohne dass man ständig selbst spritzen muss. Viele WissenschaftlerInnen arbeiten auch an neuen Methoden, um das Insulin in den Körper zu bekommen, z. B. durch Sprays zum Inhalieren.

Unterhautfettgewebe, Spritzstellen

Spritzstellen sind diejenigen Stellen am Körper, die gut geeignet sind, um das Insulin zu spritzen. Das ist vor allem das Fettgewebe unter der Haut, von dem sich am meisten über den großen Muskeln im Körper befindet, z. B. am Bauch, am Oberschenkel oder am Po. Normalerweise wird das Essensinsulin in den Bauch gespritzt, wo es besonders schnell wirkt, das Basisinsulin in Oberschenkel, Po oder – wenn ausreichend Fettgewebe da ist – auch in den Oberarm, von wo es langsamer ins Blut gelangt.

Hypoglykämie oder Unterzucker

Von Hypoglykämie oder Unterzucker spricht man, wenn der Zuckergehalt im Blut sehr niedrig ist (unter 50 mg/dl). Anzeichen dafür sind z. B. Schwäche, Zittern, vermehrtes Schwitzen, Heißhunger, Konzentrationsstörungen, Kribbeln an den Lippen, Schwindel, weiche Knie, Übelkeit, Bauchschmerzen, manchmal auch Auffälligkeiten im Verhalten wie z. B. Albernheit, „Wie-Betrunken-Sein“, Angriffslust, auffällige Ruhe etc.

Natürlich treten diese Symptome nicht bei jeder/m Diabetiker/in auf bzw. jede/r Erkrankte erkennt mit der Zeit die Anzeichen seines/ihres eigenen Körpers für Unterzucker. Bei Unterzucker muss man sofort Kohlenhydrate wie Traubenzucker oder Cola zu sich nehmen, die schnell ins Blut gelangen.

Schwere Hypoglykämie, Notfallspritze

Wenn der Blutzucker sehr weit absinkt, kann man im Extremfall bewusstlos werden oder einen Krampfanfall bekommen. Diesen Zustand nennt man schwere Hypoglykämie. Für diesen Fall gibt es die sogenannte Notfallspritze. Durch sie steigt der Blutzucker wieder an und man wacht wieder auf. Glücklicherweise braucht man die Notfallspritze ganz selten und bei vielen Diabetikerinnen kommt es nie vor, da sie in der Regel den Unterzucker vorher spüren.

Hyperglyämie oder Überzucker, Entgleisung des Zuckerstoffwechsels

In Fall von Überzucker oder Hyperglykämie ist der Blutzuckerspiegel zu hoch. Anzeichen dafür sind großer Durst, ständiges Wasserlassen, Müdigkeit, Kraftlosigkeit, Lustlosigkeit. Zur Entgleisung des Zuckerstoffwechsels kann es kommen, wenn gar kein Insulin mehr im Körper vorhanden ist. Dann kann der Blutzucker nicht mehr „verarbeitet" werden und wird zusammen mit viel Wasser aus dem Körper ausgeschieden. Der Körper vertrocknet praktisch. Dies kann im Ernstfall innerhalb weniger Tage geschehen. Bleibt dieser Zustand unerkannt, kann es lebensgefährlich werden. Erste Anzeichen dafür sind sehr großer Durst, Übelkeit, Erbrechen, Bauchschmerzen, Muskelschwere, Azetongeruch in der Atemluft (man riecht nach sauren Äpfeln), angestrengte tiefe Atmung, im Verlauf auch Müdigkeit, Schläfrigkeit, schneller Herzschlag und im Extremfall auch Bewusstlosigkeit. Glücklicherweise kommt dieser Zustand bei Diabetikerinnen ebenfalls selten vor, zumal man lernt, wie man einer solchen Entgleisung vorbeugen kann. Im Notfall muss der Körper per Spritze oder sogar mit einer Infusion so schnell wie möglich Insulin bekommen.

HbA 1c-Wert

Für DiabetikerInnen ist es sehr wichtig, dass sie das Spritzen von Insulin immer möglichst an den Bedarf ihres Körpers anpassen. Ihr Blutzuckerspiegel sollte auf Dauer immer möglichst gleichmäßig bleiben. Dazu müssen sie ihre Blutzuckerwerte immer wieder von einem Arzt überprüfen lassen. Dieser misst dabei auch den so genannten HbA 1c-Wert, eine Art Langzeit-Blutzucker. Der Wert sagt etwas aus über die Blutzuckerwerte der letzten drei Monate, d. h. über die Einstellung des Stoffwechsels in diesem Zeitraum.

Folgeerkrankungen

Wenn der Blutzucker über viele Jahre hinweg schlecht eingestellt ist, kann es passieren, dass einzelne Organe im Körper davon krank werden. Hierzu gehören z. B. die Augen, die Nieren, dann auch die Nerven u.v.m. Wenn DiabetikerInnen möglichst oft gute Blutzuckerwerte haben, lassen sich diese Folgeerkrankungen zwar nicht komplett verhindern, aber das Risiko dafür sinkt deutlich.

Monika Liepelt
Medizinische Beratung: Dr. med. Regina Rottland

„Und dann war alles anders“ – Einblicke in das Familienleben nach der Diagnose „Ihr Kind hat Diabetes Typ 1“

Laut Gesundheitsbericht der Bundesrepublik aus dem Jahr 2005 leiden in Deutschland insgesamt rund fünf Prozent der Bevölkerung an Diabetes; Tendenz steigend. Von Diabetes Typ 1 sind hierzulande aktuell ca. 20.000 Kinder und Jugendliche betroffen. Jährlich kommen rund 2.000 neue Fälle hinzu; auch hier Tendenz steigend.

Familien, die mit Diabetes leben, werden im Alltag und in der Öffentlichkeit oft wenig wahrgenommen. So ist für viele Menschen auch nicht vorstellbar, was ein Leben mit einem Diabetiker-Kind Typ 1 bedeutet: Welche Mehrbelastungen im Familienalltag auftauchen und welche zusätzlichen Schwierigkeiten überwunden und bewältigt werden; aber auch, welche neuen Fertigkeiten und Kompetenzen die Familien sich erarbeitet haben. Um diesen Zustand deutlich zu machen, kommen im nachfolgenden Beitrag drei Familien zu Wort, in denen jeweils ein Kind an Diabetes erkrankt ist. Dazu wurden mit jeweils einem Elternteil und dem betroffenen Kind Interviews geführt.

Der Ausbruch der Krankheit und die Diagnose Diabetes Typ1 fand in den drei Familien zu unterschiedlichen Zeitpunkten im Leben ihrer Kinder statt. So individuell wie die Familien, so unterschiedlich ist bei einigen Gemeinsamkeiten dabei auch die Bandbreite ihrer Erfahrungen. Gemeinsam mit ihren Kindern geben die betroffenen Eltern in ihren Berichten ihre individuellen Eindrücke, ihr Wissen und ihre persönlichen Erfahrungswerte über ein Leben mit Diabetes Typ 1 weiter. Die Eltern zeigen u. a. Signale vor dem Krankheitsausbruch auf, die sie zwar registriert haben, aber erst im Nachhinein vor dem Hintergrund der diagnostizierten Erkrankung richtig interpretieren konnten. Indem sie hier als unmittelbar Betroffene Einblicke in ihre persönlichen Wahrnehmungen, Hoffnungen und Wünsche gewähren, wollen sie vor allem auch andere für diese Erkrankung sensibel machen.

Familie Liepelt-Gauterin
Anna Liepelt, 12 Jahre
Ausbruch der Krankheit im März 2006 im Alter von 11 Jahren

Annas früheste Erinnerung, dass etwas mit ihrem Körper nicht stimmte, datiert rund zwei Wochen vor Ausbruch des Diabetes. Sie hatte ständig ein schlechtes Körpergefühl und empfand große Müdigkeit. Ihr Unwohlsein besserte sich nicht einmal durch Essen und Trinken, was einige Wochen zuvor diesen Zustand noch gelindert hatte. Anna fiel auf, dass sie anstatt einer zwei Flaschen Getränk für die Schulpausen brauchte („Es brizzelte dann kalt beim Trinken."). Einige Tage vor der Entgleisung ihres Zuckerstoffwechsels fühlte Anna sich durchgängig nur noch schlecht und schwach.

Selbstberuhigung und Panikgefühle

In der Rückschau wechselten in Annas Gefühlslage innere Selbstgespräche voller selbstberuhigender Gedanken („Es wird schon wieder.") mit gelegentlichen Panikgefühlen, vor allem als sie merkte, „dass es gar nicht mehr gut wird". Ihre Ängste äußerte Anna indirekt morgens in dem Satz: „Ich kann nicht mehr aufstehen". Ihre Grundstimmung in dieser Zeit beschreibt sie mit genervt und erschöpft. Sie hatte keine Lust zur Schule zu gehen, obwohl sie dies sonst als fleißige und pflichtbewusste Schülerin gerne tut.

Hilfestellung aus dem persönlichen Umfeld

Für den Alltag mit Diabetes ist Anna wichtig, dass ihre Lehrer und ihre engsten Freundinnen sowie deren Eltern über die Verhaltensregeln bei einem möglichen Entgleisen des Zuckerstoffwechsels genau informiert sind. Das Wissen, dass im Ernstfall das Richtige für sie getan wird, gibt ihr die notwendige Sicherheit für den Alltag außerhalb der Familie. Als besonders fürsorglich beurteilt sie die Unterstützung durch ihre Freundin Magda, die Anna gegebenenfalls auch daran erinnert, dass sie wieder Blutzucker messen muss. In ihre Klassengemeinschaft ist sie gut integriert. Anna erlebt keine Ausgrenzung durch den Diabetes.

Unspezifische Frühsymptome

Annas Mutter Monika Liepelt bemerkte einige Wochen vor dem Ausbruch der Diabetes körperliche Symptome, die sie aber nicht recht zu deuten wusste. So hatte sich bei Anna Ende Februar 2006 ein Ekzem an beiden Mundwinkeln gebildet, das nicht abheilen wollte. Sie bemerkte auch Schluckbeschwerden, Mundtrockenheit und Annas große Müdigkeit. Annas Eltern brachten diese Erschöpfung jedoch mit dem Schulwechsel ins achtstufige Gymnasium und dem hohen Arbeitspensum für die Schule in Verbindung. Ein aktueller Infekt und die beginnende Pubertät verstärkten den Eindruck, dass hier mehrere gleichzeitig auftauchende Belastungen der Grund für Annas Erschöpfung waren. Der Gedanke an Diabetes tauchte kurz auf, wurde aber wieder verworfen, da in den Herkunftsfamilien kein Diabetes vorhanden war.

Mit der Diagnose Diabetes Typ 1 veränderte sich vor allem die Zeitwahrnehmung der Familie, in erster Linie von Anna und ihrer Mutter: Ständig müssen seither Essens- und Zeitregeln beachtet und kontrolliert werden. Annas Mutter muss immer mitdenken und Anna öfter ans Blutzuckermessen erinnern. Die Spontaneität im Tagesablauf ist eingeschränkt. Der Tag beginnt immer medizinisch mit der Kontrolle des Blutzuckers, mit Spritzen und Abwiegen der Nahrung. Der gesamte Lebensrhythmus in Alltag und Freizeit wird von der Krankheit beeinflusst und ist v. a. für Annas Mutter von einem Gefühl ständigen Verfügbarseins bestimmt.

Intensiveres Familienleben

Es gibt jedoch auch positive Veränderungen im Familienleben seit dem Ausbruch von Annas Diabetes: Die Zeiten gemeinsamer Familienaktivitäten sind wertvoller geworden. Das Gefühl, im Augenblick zu leben, ist dabei sehr wichtig. Vor allem Annas Mutter erlebt neben der guten Betreuung in der Klinik den positiven Kontakt und die Unterstützung durch befreundete Familien, aber auch Gespräche und die Anteilnahme gerade von fremden Personen als sehr hilfreich. Beides unterstützt sie dabei, den Ausbruch einer chronischen Krankheit beim eigenen Kind zu verarbeiten.

Familie Kobler
Sarah Kobler, 12 Jahre
Ausbruch des Diabetes Ostern 1997 im Alter von 3 Jahren

Sarah ist mit Diabetes aufgewachsen. Es gehört zu ihrem Leben, sich acht- bis zehnmal am Tag den Blutzucker zu messen. Sich in die Haut zu pieksen und den Blutzuckerspiegel zu kontrollieren, ist in ihren Tagesablauf integriert. Sie misst sich gleich nach dem Aufwachen, in den Schulpausen, vor und nach jedem Essen. Vor körperlichen und geistigen Anstrengungen muss sie den Blutzuckerspiegel bestimmen und falls notwendig Traubenzucker essen oder sich Insulin spritzen. Die Tasche mit den Messutensilien ist ihr ständiger Begleiter.

Bei Schwankungen ihres Blutzuckerspiegels erlebt Sarah die körperlichen Anzeichen von Unterzucker mit „Bauchweh um den Nabel herum", „leichter Übelkeit", „weichen Knien", als „schwindelig", „matt", „wie benebelt" und nicht mehr konzentrationsfähig. Diese Anzeichen registriert sie teils selbst und kann dann auch reagieren und Traubenzucker als Gegenmaßnahme einnehmen. Überzucker wird dagegen eher von außen, meistens von ihrer Mutter bemerkt und nicht von Sarah selbst. Bei Überzucker fühlt sie sich „leicht überdreht", „hysterisch" und "hibbelig".

Das Leben gut meistern

Sarah hat sich in ihr Leben mit Diabetes eingefunden. Ihre Freundinnen helfen, indem sie bei Sarah nachfragen, ob sie zum Beispiel schon Blutzucker gemessen hat. Schule und Verwandtschaft sind informiert und Sarah fühlt sich in einem gut aufgeklärten Kreis sicher. Sie hat mittlerweile auch eine Woche allein im Schullandheim verbracht, war dabei sehr diszipliniert und hat sogar öfter als daheim gemessen. Daheim verlässt sie sich mehr auf ihre Eltern und ist ein wenig „bequemer", was die Selbstverantwortlichkeit betrifft. Sie erinnert sich, dass sie sich im Alter von sechs Jahren das erste Mal selbst gespritzt hat.

Über den Beginn ihrer Pubertät sagt Sarah selbst, dass sie die ganzen Jahre bis vor kurzem immer „brav gemessen" habe. Zurzeit allerdings bemerkt sie selbst, dass sie sich bei der Kontrolle wieder mehr auf ihre Mutter verlässt. Dabei kennt sie die Langzeitfolgen von starken Blutzuckerschwankungen und weiß, dass „es wichtig ist, auf sich selbst zu achten und regelmäßig zu messen".

Frühsymptome von der Mutter bemerkt

Sarahs Mutter Sabine Kobler bemerkte im Vorfeld des Krankheitsausbruchs körperliche Frühsymptome. Sarah, damals drei Jahre alt, begann zwei bis vier Wochen vorher zunächst kaum merklich, dann allmählich immer stärker, aber dennoch nicht medizinisch auffällig zu hecheln. Dann fiel im Alltag auf, dass sich Sarahs Trinkverhalten veränderte. Sie war ständig durstig und hatte auch viel Urin. Der Gedanke an Diabetes tauchte auf, wurde aber wieder verworfen, da in den Herkunftsfamilien mütterlicher- und väterlicherseits keine genetische Vorbelastung vorlag. Andere Ursachen wie die Möglichkeit einer Autoimmunreaktion waren den Eltern damals nicht bekannt. Am Osterwochenende 1997 veränderte sich das gesamte Verhalten von Sarah dramatisch. Sie war apathisch, schwankte beim Gehen und ihre Atmung bekam einen anderen Rhythmus. Beunruhigt durch das starke Hecheln suchten die Eltern am Ostersonntag das Krankenhaus auf, wo dann Diabetes Typ 1 festgestellt wurde.

Ein schwieriges erstes Jahr nach der Diagnose

Im Vergleich zur heutigen Situation sieht Familie Kobler im Rückblick das erste Jahr als das schwierigste an. Konfrontiert mit einer nicht einschätzbaren, unbekannten Krankheitsproblematik wurden die Mahlzeiten und Essgewohnheiten der Tochter zum Mittelpunkt des Alltagslebens. Diätprodukte bestimmten den Einkaufszettel. Sarah wurde aus Sorge um die Gefahr von Unterzucker und auf Grund der starren Regelmäßigkeit, mit der Insulin gespritzt werden musste, zum Essen genötigt. Dieses Diktat der sog. „konventionellen Therapie“ hielt so lange an, bis Sarah auf die sog. „intensivierte konventionelle Therapie“ umgestellt wurde. Die ersten eineinhalb Jahre war die Küchenwaage beim Kochen der ständige Begleiter. Mengenvorgaben wurden

---

[1] Heute wissen die Eltern, dass dies mit der zunehmenden Unterzuckerung und den damit verbundenen Ausgleichsreaktionen (Ketonausscheidung über die Atemwege) verbunden war.

[2] Laut ärztlicher Auskunft fällt der Ausbruch von Diabetes häufig in den Frühling.

[3] Die Nahrungsaufnahme wird der Insulingabe angepasst mit der Folge erheblicher Belastungen für Eltern und Kinder.

akribisch eingehalten, bis sich allmählich anhand der Erfahrungswerte für das individuelle Verhältnis zwischen Blutzuckerspiegel und der Menge an Kohlenhydraten ein Gefühl für die richtigen Mengen der Zutaten einstellte.

Im Unterschied zu dem Lebensgefühl vor dem Auftreten des Diabetes bezeichnet Sarahs Mutter Sabine Kobler das Leben seither als nicht mehr so unbeschwert. Von Anfang an musste sie noch mehr mitdenken als ohnehin schon bei einem dreijährigen Kind. Vor allem nahm sie ihre Kontrollfunktion bei Sarah auch im Vergleich zur zweitgeborenen Tochter als größer wahr. Der ursprünglich eher flexible Lebensstil der Eltern war durch den Diabetes stärker auf den Zeitrhythmus von Sarah ausgerichtet. Vor allem ist es bis heute eine Belastung für Sabine Kobler, dass sie, seit Sarah insulinpflichtig ist, nachts nicht mehr durchschlafen kann, weil Sarah um 1:00 Uhr nachts eine Spritze benötigt.

Wachstum an positiven Beziehungen

Insgesamt gewinnt Familie Kobler Sarahs Erkrankung aber auch positive Seiten ab: Verwandte und Freunde bringen sich gut ein. Information und Akzeptanz auch bei Sarahs Lehrern bieten die Sicherheit, Sarah gut in ein selbstständiges Leben zu führen. Dazu hat sich die Familie in den ersten ein bis zwei Jahren mit der Erkrankung dank der vorbildlichen ärztlichen Betreuung beträchtliches Handlungswissen angeeignet.

Heute ist für sie vor allem Sarahs beginnende Pubertät eine sensible Phase, während der Sarahs Verantwortungsbewusstsein auch durch Hinweise auf mögliche Folgeschäden gestärkt werden muss. Insgesamt sind die Familie und die Beziehungen untereinander stärker geworden. Familie Kobler ist an dem Problem gewachsen und ihre persönlichen Werte haben sich im Hinblick auf das Ziel verändert, „im Augenblick möglichst verantwortlich für die Zukunft zu handeln“.

---

[4] Hier wird die verabreichte Insulinmenge auf Zeitpunkt und Menge der geplanten Mahlzeit flexibel abgestimmt.

Familie Busse
Lilian Busse, 12 Jahre alt
Diabetes erkannt im Alter von 11,5 Jahren im Oktober 2005

Wenn Lilian zurückblickt, bestand das Jahr 2005 für sie aus Verletzungen und Krankenhausaufenthalten. Frühjahr und Frühsommer hat sie als anstrengend in Erinnerung. Sie fühlte sich schlapp, aber nicht krank. Lilian selbst führte das Erschöpfungsgefühl damals auf schulische Anstrengung zurück und tröstete sich mit den Gedanken an die großen Ferien. Ein Ereignis ist ihr allerdings sehr deutlich im Gedächtnis geblieben: Als sie auf dem Weg zu einem Termin im September schnell rennen musste, geriet sie in Atemnot. Allerdings hatte sie sich damals praktisch schon an ihre geringere Belastbarkeit gewöhnt.

Leben mit Diabetes

Lilians erste Gedanken nach der Diagnose von Diabetes waren: „Was wird wohl werden?“ Diese Haltung hat sich seither in ein Gefühl verwandelt, die Dinge gelassener „auf sich zukommen zu lassen“. Heute schätzt Lilian ihre Lebenssituation so ein, dass sie wohl noch alles tun kann, auch alles ausprobiert, was sie tun oder essen möchte, allerdings dabei nicht wahllos, sondern überlegt vorgeht. Sie macht sich Gedanken darüber, wie viele Kohlehydrateinheiten (KE) ein bisher unbekannter Kuchen haben könnte oder wie viele KEs durch das Radfahren schon verbraucht wurden. Sie selbst sagt, dass sie „den Diabetes in ihr Leben integriert“ habe. Blutzuckermessungen, das Ausrechnen der zu spritzenden Insulinmenge und sich selbst an immer einer anderen Körperstelle zu spritzen, sind für sie mittlerweile so normal wie das tägliche Zähneputzen und kosten auch nur ein bis zwei Minuten Zeit.

Unterzucker bemerkt sie in der Regel selbst. Ihre Freunde und Umfeld sind informiert und sie fühlt sich bei ihnen sicher und aufgehoben. Ihre schulischen Leistungen haben nicht unter dem Diabetes gelitten. Allerdings ist es für sie anstrengender, ihren Level zu halten.

Müdigkeit und Gewichtsverlust als erste Anzeichen

Im Frühsommer 2005 ließen die Eltern von Lilian ein Blutbild auswerten, um abzuklären, woher die damals ständige Müdigkeit von Lilian herrührte. Dabei wurden keine Auffälligkeiten festgestellt. Die Eltern suchten die Erklärung in der beginnenden Pubertät bei Lilian. Ihr Vater Michael Busse erinnert sich aber, dass Lilians Körpergewicht vor dem Familienurlaub im August bei 34 kg lag und an dessen Ende bei 30 kg. Auch die Mutter registrierte, dass Lilian trotz der Ruhe in den großen Ferien und reichlichen Essens dünner wurde statt zuzunehmen und überdurchschnittlich viel trank. Dies veranlasste die Eltern, eine zweite Blutuntersuchung vornehmen zu lassen, bei der direkt auf Blutzucker getestet und Diabetes Typ 1 festgestellt wurde.

Die ersten Gedanken der Familie waren geprägt von dem Schock der Diagnose. Da sich in der Verwandtschaft keine Diabetiker befanden, kam die Mitteilung wie aus heiterem Himmel. Doch Lilians Eltern akzeptierten schnell die Diagnose: „Das ist unser Schicksal. Wir müssen das Beste daraus machen."

Einstellung auf die Krankheit – Erfahrungswerte

Rückblickend betrachtet ist Lilians Vater erstaunt, wie schnell sich die ganze Familie auf die neue Lebenssituation einstellen konnte. Er führt dies auf mehrere Faktoren zurück: einmal die sehr ausführliche Beschäftigung mit dem Thema, dann die enge Zusammenarbeit mit dem betreuenden Arzt, der selbst Diabetiker ist, und an erster Stelle auf die Zielorientierung, den zu erwartenden Blutzuckerspiegel bei Lilian schon im Vorhinein möglichst genau zu planen. Die Familie vertritt hier die Auffassung, dass ihre Tochter so normal und frei wie möglich leben soll. Im Normalfall bedeutet dies, dass Lilian nach Messung des aktuellen Blutzuckerspiegels viermal am Tag eine genau berechnete (bzw. z. B. bei Gaststättenbesuchen eine möglichst genau geschätzte) Dosis Insulin als Kombination aus Kurzzeit- und Langzeitinsulin spritzt. Nachts braucht Lilian keine weiteren Spritzen. Sie spritzt sich unmittelbar vor dem Schlafen-gehen das Langzeitinsulin.

Insgesamt hatte Familie Busse bereits nach zwei Monaten die Krankheit in ihren familiären Lebensrhythmus integriert. Deshalb fühlt sich die Familie auch nicht durch die Krankheit bestimmt. Die Überwindung der Anfangsphase hat die Familie zusammengeschweißt und das Gefühl wachsen lassen: „Wir haben es im Griff". Das Lebensumfeld, die Freunde der Familie, die Verwandtschaft und die Lehrer in der Schule sind informiert. Jeder weiß über die Erkrankung und die Symptome Bescheid und kann gegebenenfalls Lilian auch Hilfestellung geben.

Körperwahrnehmung für mehr Selbstverantwortung

Lilian selbst achtet sehr auf ihr Körpergefühl. Ihr helfen dabei auch regelmäßige Feldenkrais-Übungen, die Körperwahrnehmung und Sensibilität trainieren. Diese Übungen unterstützen sie auch in dem Prozess, selbst Verantwortung für ihre Gesundheit zu übernehmen. Damit können ihre Eltern parallel eigene Verantwortung abgeben. Die Kombination aus trainierter Körperwahrnehmung und penibler, exakt mathematischer Berechnung der Insulindosis ermöglichen es Lilian, sich mit ihrer Krankheit gut zu arrangieren.

Elterntipps für den Umgang mit Diabetes

Lilians Vater hat aus der ausführlichen Beschäftigung mit dem Diabetes für sich und seine Familie einige wichtige Schlüsselaspekte abgeleitet, die er für den Umgang mit der Krankheit für wichtig erachtet:

1. Die genaue Kenntnis der Wirkungsweise des Insulins im Körper. Die Krankheit besteht ja nur darin, dass der Körper kein eigenes Insulin mehr produziert. Folglich besteht die „Heilung" darin, die richtige Menge Insulin von außen zuzuführen.
2. Ein positives Annehmen der Krankheit: Diabetes ist nicht der Mittelpunkt des Lebens.
3. Ein gutes Verhältnis zu dem behandelnden Arzt
4. Das exakte Beherrschen der Grundrechenarten, u. a. des Dreisatz. Um die Wirkungskurven der verwendeten Insuline zu kennen und körperliche Anstrengung

richtig einzuschätzen, empfiehlt Michael Busse, diesem Aspekt in der Patientenberatung mehr Beachtung zu schenken. Wenn man seiner Auffassung nach in der Lage ist, „nebenbei", das heißt ohne großen Zeitaufwand und übermäßige geistige Anstrengung, die richtige Menge Insulin zu spritzen, dann stellt die Krankheit keine Behinderung und psychische Belastung mehr dar oder einfacher: „Die Gehirnzellen müssen mit Hilfe der heutigen Technik die Arbeit der ausgefallenen Zellen der Bauchspeicheldrüse übernehmen."

5. Das Wissen, dass es immer leichter wird: In der Berechnung der erforderlichen Insulinmenge macht Übung den Meister. Außerdem wird die Medizintechnik immer weiter voranschreiten und noch viele Erleichterungen bringen.

Was sich betroffene Eltern und Kinder für die Zukunft wünschen

Die Eltern von Anna Liepelt wünschen sich, dass ihre Tochter sich irgendwann einmal nicht mehr Insulin spritzen muss und wegen ihrer Krankheit nicht mehr leiden muss: Sie möchten auch die Anregung weitergeben, dass für Diabetikerinnen grundsätzlich alle Lebensmittel mit BE-Einheiten gekennzeichnet sein sollten. Anna selbst hat auch einen großen Wunsch für die Zukunft: Sie möchte Reiten lernen.

Sarah Koblers Eltern haben den konkreten Wunsch, dass die schulischen Leistungsschwankungen ihrer Tochter, die in Zusammenhang mit dem manchmal stark schwankenden Blutzuckerwert stehen, ebenso als Handicap berücksichtigt werden wie Legasthenie bzw. Lese- und Rechtschreibschwäche. Sarah wünscht sich für die Zukunft, dass die Forschung so weit kommt, dass sie statt mehrfacher Spritzen jeden Tag einfach nur noch Tabletten nehmen muss.

Die Eltern von Lilian Busse wünschen sich, dass die medizinische Forschung bei Diabetes ein Messgerät entwickelt, bei dem ohne Stechen permanent der Blutzuckerwert ermittelt wird, so dass eine Tagesverlaufskurve entsteht. Lilians Hoffnung für die Zukunft ist, „dass mein Diabetes irgendwann weggehen wird."

Ute Abeska, Gesundheitspädagogin

Danke!

All denjenigen, die uns nach der Diagnose von Annas Diabetes beraten und unterstützt haben, die große Anteilnahme an Annas Schicksal gezeigt und sich für sie und die ganze Familie engagiert haben.

Allen, die durch die Bestellung eines oder mehrerer Bücher, durch finanzielle Unterstützung oder ganz einfach durch Mundpropaganda das Erscheinen von Annas Buch ermöglicht und uns organisatorisch dabei unterstützt haben, das Buch an die Öffentlichkeit zu bringen.

Frau Dr. Regina Rottland, die sich, obwohl im Diabetes-Team der Klinik St. Hedwig mehr als gefordert, die Zeit genommen hat, zusätzlich zu ihrem Artikel auch das medizinische Glossar in diesem Buch zu überarbeiten, sowie Gisela Conrad für das wunderbare Vorwort, das auch die künstlerische Dimension von Annas Buch deutlich macht.

Unserer „Pressefrau“ Katharina Lenz, die uns in Layout und Lektorat der Texte trotz ihres engen Zeitplanes unzählige Stunden kompetent unterstützt hat sowie Ute Abeska, die sich durch die Interviews mit betroffenen Familien und in der Betreuung der Verlagskontakte intensiv in das Buchprojekt eingebracht hat.

Harry Lenz, „Der neue Kopierer“ in Regensburg, für den wiederholten Druck unserer Flyer, und Brigitte Schimpfhauser, die ebenfalls keine Wege gescheut hat, uns günstige Flyer zu besorgen, sowie das Team vom Wagner Verlag, bei dem wir nach langer Suche nach dem richtigen Verlag endlich ans Ziel gekommen sind.

Der Regensburger Pizzeria „La Gondola“, unsere Lieblingspizzeria, in der es die „besten Gnocchi der Welt“ gibt (O-Ton Anna) und die uns auch Fotos ihrer kulinarischen Genüsse zur Verfügung gestellt hat, sowie Annas Lieblingsband, den „Wise Guys“, die supernett und offen für das Projekt waren und uns sogar ihr Pressefoto zur Verfügung gestellt haben.

Annas Freundinnen, die sie in Schule und Freizeit einfach so nehmen wie sie ist und sich auch für Fotos zur Verfügung gestellt haben, v. a. Magdalena Treutwein, die Anna unermüdlich unterstützt und begleitet und beim Malen der Bilder auch einige Details mitgestaltetet hat.

Anna und Lisas Papa Uli für noch mehr Zusammenhalt seit der Diagnose von Annas Krankheit, für moralische Unterstützung und zeitliche Entlastung bei der Entstehung des Buches – inklusive Hilfestellung am Computer und der gelungenen Bearbeitung von Annas Aquarellen für den Druck.

Lisa, Annas Schwester, die wegen Annas Diabetes viel Aufmerksamkeit ihrer Eltern entbehren muss, aber trotzdem zu ihrer Schwester hält und die zu Annas Buch die wunderbaren kleinen Balsamicas beigesteuert hat.

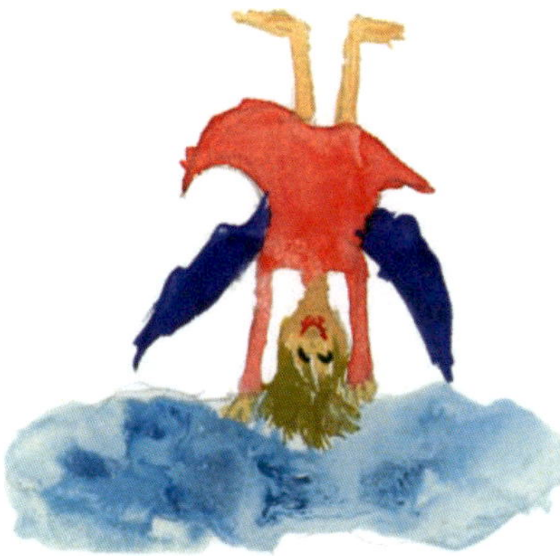